中国中医科学院
科技创新工程重大攻关项目

宝宝脾不虚 病不找

路 洁 郑昭瀛 著

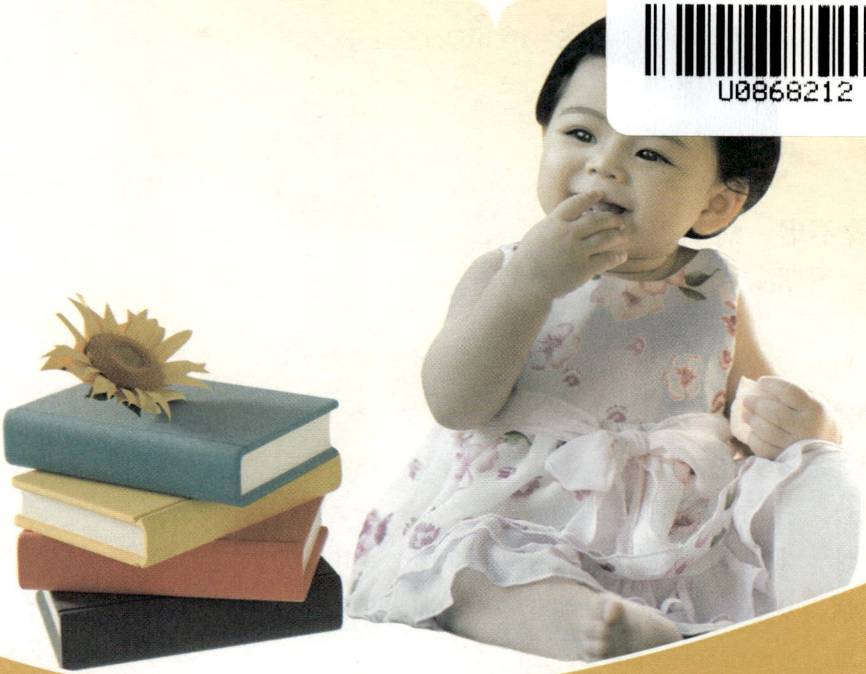

中医古籍出版社
Publishing House of Ancient Chinese Medical Books

图书在版编目（CIP）数据

宝宝脾不虚　病不找 / 路洁，郑昭瀛著. -- 北京：中医古籍出版社，2025. 6
ISBN 978-7-5152-2790-0

Ⅰ. ①宝… Ⅱ. ①路… ②郑… Ⅲ. ①小儿疾病－脾胃病－中医治疗法 Ⅳ. ①R256.3

中国国家版本馆CIP数据核字(2023)第232231号

宝宝脾不虚　病不找
路　洁　郑昭瀛　　著

策　　划　李　淳
责任编辑　李　洪
封面设计　王青宜
出版发行　中医古籍出版社
社　　址　北京市东城区东直门内南小街 16 号（100700）
电　　话　010-64089446（总编室）010-64002949（发行部）
网　　址　www.zhongyiguji.com.cn
印　　刷　水印书香（唐山）印刷有限公司
开　　本　710mm × 1000mm　1/16
印　　张　13
字　　数　160 千字
版　　次　2025 年 6 月第 1 版　2025 年 6 月第 1 次印刷
书　　号　ISBN 978-7-5152-2790-0
定　　价　68.00 元

目录

第一章 养好脾胃，宝宝健康有保证

第二章 宝宝大多脾虚，要警惕这些信号

第二章 药补不如食补，做好喂养很关键

第四章

健脾胃明星食材，宝宝常吃身体棒

第五章

宝宝脾胃失调，对症调理是关键

第六章

脾虚百病生，养好脾胃病不找

附录

宝宝四季养脾胃的秘诀

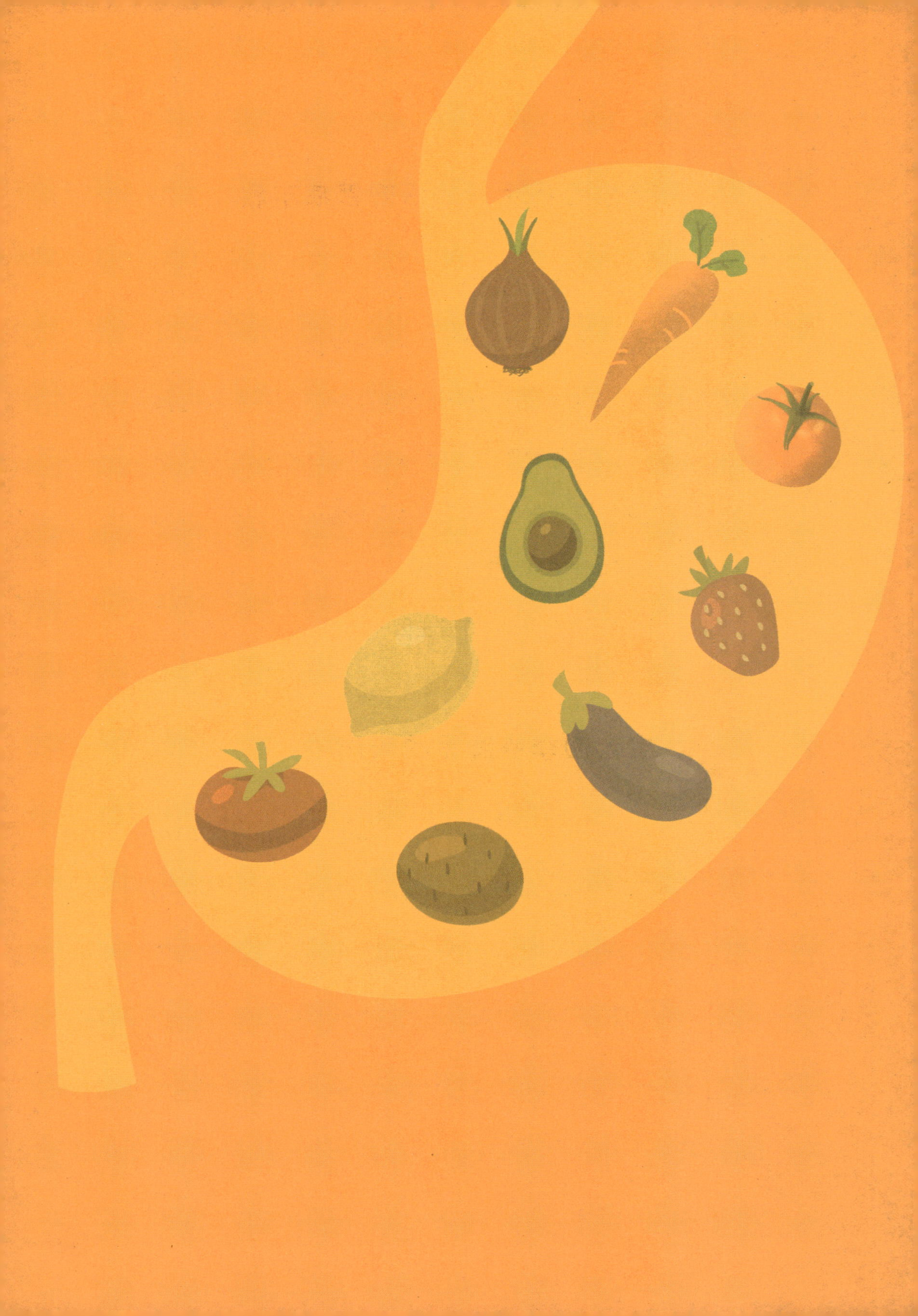

第一章

养好脾胃，宝宝健康有保证

脾胃是气血生化之源，是后天之本。脾胃对人体的健康起着十分重要的作用。宝宝的大部分常见病都与脾胃有关。《脾胃论·脾胃胜衰论》中指出："百病皆由脾胃衰而生也。"宝宝的脾胃娇弱，如果饮食不当，就会损伤脾胃，从而引发一系列健康问题，所以想拥有好的身体，就要有好的脾胃。养好脾胃，宝宝的健康才能得到保证。

脾胃是宝宝健康成长的基石

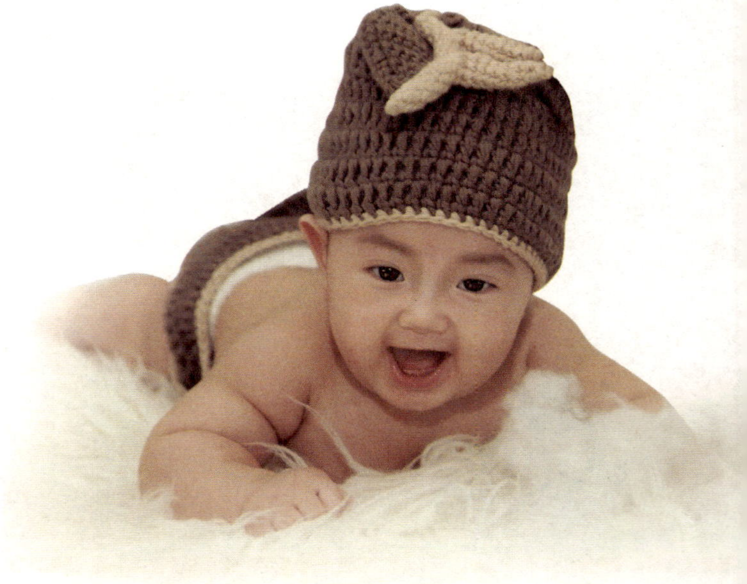
脾胃好是宝宝健康的关键

《黄帝内经·素问·灵兰秘典论》中指出："脾胃者，仓廪之官，五味出焉。"意思是脾和胃主饮食的受纳和消化，是提供脏腑器官和全身营养的仓库，五味的营养靠脾胃的作用得以消化、吸收和运输。仓廪的意思是贮藏粮食的仓库，脾胃就好比管理粮仓的官。胃像一件容器，受纳我们吃下去的饮食水谷，然后将其腐熟，化生精微。接下来胃把其中的水谷精微分离出来给脾，再把其余的部分输送到小肠。小肠分辨清浊，再次把五谷精微和津液上输给脾，剩下的残渣运送给大肠。脾的功能是把从胃肠吸收来的水谷精微物质转运至全身以营养五脏六腑和四肢百骸。概括地说，胃像是一个粮仓，而脾是运输公司，二者协调工作，共同完成食物的消化吸收，为身体健康提供保障。

脾胃虚弱或功能异常，食欲、睡眠、情绪都会受到影响，久而久之，还会引发器质性疾病。所以，呵护好宝宝的脾胃，才能搭建宝宝身体健康的基石。

脾胃强，宝宝的抗病能力就强

脾胃功能在很大程度上决定着人一生的健康。中医认为，肾为先天之本，脾为后天之本。先天是否充足取决于父母的给予，这在出生时就已经决定了。人在出生后，脾胃就成为人体能量的来源，一切饮食和活动的供应完全依赖于脾胃的功能。因此，脾为气血生化之源，为后天之本。宝宝的生长发育、抗病能力、身高等，都要受到脾胃功能的影响。

中医典籍《景岳全书》云：“胃强则强，胃弱则衰，有胃则生，无胃则死，是以养生家必以脾胃为先。”脾胃强健是获得健康的基础。作为后天之本，脾胃强大，机体就可以消化吸收食物中的营养物质，气血生化、流通顺畅。气血旺则宝宝抗病能力强，身体健康；脾胃虚弱，气血不足，则宝宝的肌肉、颜面、五脏失于濡养，气色不佳、肌肉松弛、精神萎靡、体质衰弱，宝宝容易生病。

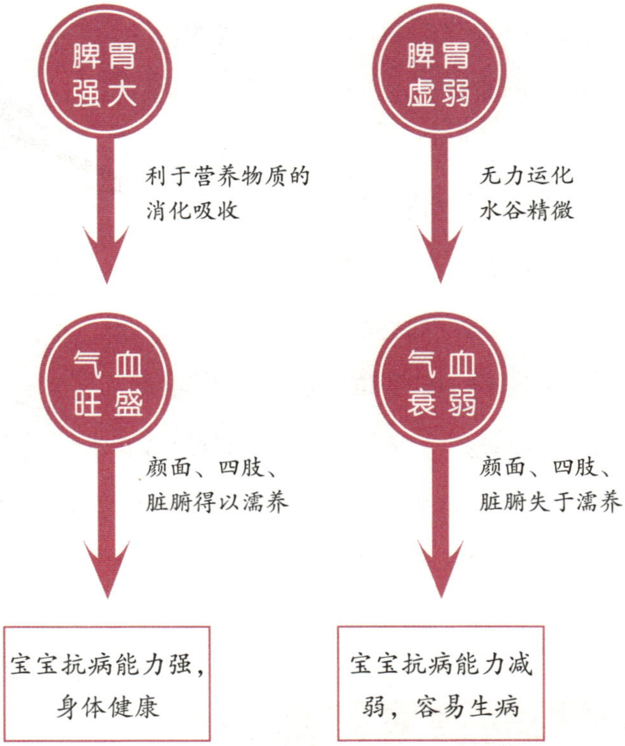

脾胃强，抗病能力就强

中西医对脾的不同认识

中医的“脾”和西医的“脾”概念并不同。概括来说，西医的“脾”，是解剖的脾脏，是一个解剖学概念；中医的“脾”并不是指特定的器官，而是一个功能概念。

从解剖上来讲

西医的“脾”，位于左季肋区，呈暗红色，质地软而脆。其长 10 ～ 12 厘米，宽 6 ～ 8 厘米，厚 3 ～ 4 厘米，呈扁椭圆形。

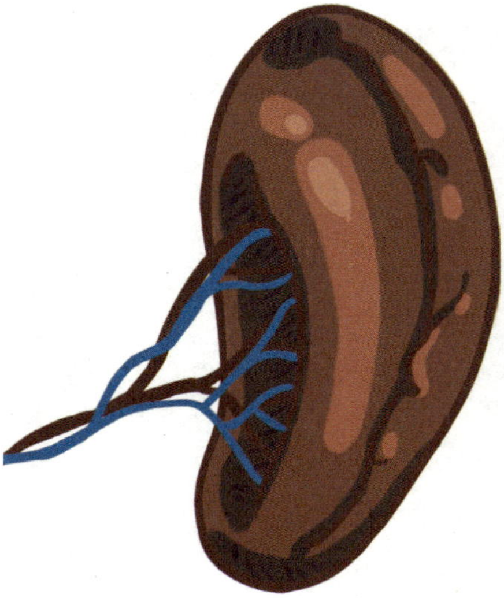

脾

中医的“脾”，其解剖位置在文献中有不同的阐述。《医贯·形景图》指出脾在胃的左方，同在腹腔中。

中医对脾的颜色和形态描述不一。《医纲总枢》中对脾的描述是“形如犬舌，状如鸡冠”，《医贯》形容“其色如马肝紫赤，其形如刀镰”，《医学入门》中形容为“扁似马蹄”。从这些描述中可以看出，中医的“脾”与西医的“胰”有很大的相通性。

从功能上来讲

西医的“脾”被列入淋巴系统（免疫系统），被认为是人体内最大的淋巴器官，具有造血、储血、滤血、净血和免疫等功能，与消化系统并无太大关系。

而中医的“脾”属于消化系统，为五脏之一，是人体对饮食物进行消化、吸收并输布其精微的重要脏器。其主要生理功能是主运化和升清，主生血和统血。作为五脏之一的脾，不仅包含了西医脾的功能，还包含了胰腺、胃和大小肠的部分功能，主运化水谷，主升清，所以与消化系统疾病密切相关。

脾在五行中属太阴湿土，为阴中之至阴，脾的生理特点为喜燥恶湿。中医认为，脾在腑合胃，在体合肌肉而主四肢，在孔窍合于口，其精华体现在唇，在情志方面体现为思，在液体现为涎。这里的涎主要指的是口腔中比较清稀、富含大量酶类有助消化食物的唾液。足太阴脾经与足阳明胃经相互属络，互为表里。脾与长夏之气相通应，旺于这个季节。

因此，在讨论中医健脾养生的概念时，不能把中医的“脾”与西医的“脾”混为一谈，只有弄清楚中医的“脾”的概念，我们才能顺应脾的生理功能健脾、运脾，疗病养生。

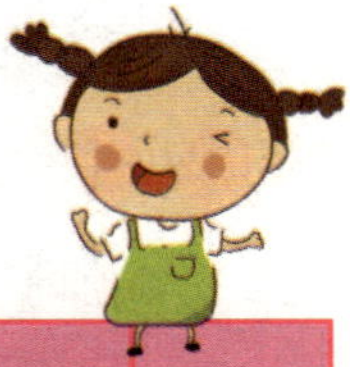

脾系统对应表

系统	脏	腑	窍	体	志	液	季	色
对应	脾	胃	口	肉	思	涎	长夏	黄

脾和胃的功能

脾主运化，是气血源头

脾主运化包含运化水谷和运化水湿这两个方面。

运化水谷

饮食进入胃中，经过胃的腐熟后，由脾来消化吸收，将其精微部分通过经络上输于肺，再由心肺输布于全身，以供各个组织器官的需要，人才有结实的肌肉、强健的身体。所以，如果脾的运化功能正常，人的面色就红润，肌肉丰满；如果脾胃虚弱，人体抵抗各种病邪的能力就会下降，人就会生病。如果摄取的食物不能被正常地消化吸收，脾胃运化不动，就不能很好地化生气血，就会出现腹胀、便溏、面色萎黄、容易疲累等症状。

运化水湿

《黄帝内经·素问·经脉别论》指出："饮入于胃，游溢精气，上输于脾，脾气散精，上归于肺。"意思是说，脾不只与胃肠分工协作，还要配合肺脏、肾脏等器官，履行人体水湿代谢的工作。当脾将"饮"送达胃时，胃就会吸收精华部分，并将其输送给肺，以润泽人体五脏及皮肤；而不需要的部分，就作为人体废液，排出体外。有的人会有腹泻、便溏、浮肿等症状，很可能就是水湿代谢出了问题。《黄帝内经·素问·至真要大论》就说："诸湿肿满，皆属于脾。"

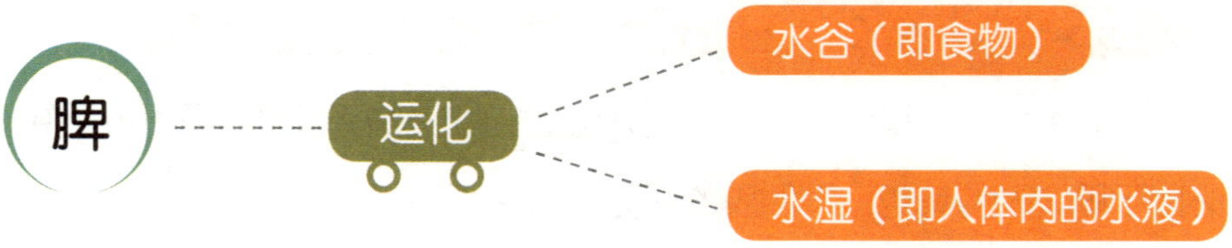

脾像一个搬运工

脾主生血，脾好的宝宝气色好

《黄帝内经·灵枢·决气》说：“中焦受气取汁，变化而赤，是谓血。”血液的生成有赖于中焦脾胃的功能正常，胃所受纳的谷食，经过消化，饮食中的精华部分上输于脾，经脾气散精，将其中之精汁上输于心肺，经宣化而变为行于脉中的红色液体，这就是血。

脾运化的水谷精微是生成血液的主要物质基础，如果脾的功能失常，生血物质不足，则血液亏虚，会引起头晕眼花，面色、嘴唇、指甲淡白等血虚症状。一个人气色不好，往往与血虚有关，所以中医治疗血虚必当调补脾胃。

脾主统血，出血要从脾找原因

脾统血的“统”，意为统摄、控制。脾脏不仅能生成气血，还具有统辖气血的能力。正如《医碥·血》所说“脾统血者，则血随脾气流行之义也”，脾将生成的血液送到四肢百脉并沿着其所需的路径行进。一旦脾的功能减弱，统摄血液不利，就会出现中途泄漏外溢的情况，常见的鼻出血、皮下出血、月经量过多等症，有时就是脾不统血导致的。因此，中医在治疗出血、血虚等病症时，首先要考虑是否是脾出现了问题。临床上我们发现，这些与血相关的病症大多根源于脾。

脾主四肢，脾好腿足好，宝宝更有活力

《黄帝内经·素问·太阴阳明论》云:“四肢皆禀气于胃，而不得至经，必因于脾，乃得禀也。”四肢的活力，取决于脾胃之气。

脾气充足，四肢温暖

《黄帝内经·素问·阳明脉解》中说：“四肢者，诸阳之本也。”指出阳气是四肢得以充分活动的基础，阳气充足，四肢就会温暖。人体阳气来源于哪里？脾阳是其中非常重要的一个方面。脾阳指脾的运化功能及在运化活动过程中起温煦作用的阳气，是人体阳气在脾脏功能方面的反映。一个人如果身体充满了阳气，手与足就常常是温热的，就不会有小腿、膝部发凉等问题。

一方面，脾直接将阳气输送给四肢；另一方面，脾通过协助胃消化吸收，间接地为四肢提供温暖的补给。

脾与胃保持阴阳平衡，人体的循环系统才能正常有序地运转。脾胃阴阳相济，才能温煦、调动四肢，故中医认为脾主四肢。

脾气充足，四肢有力

中医认为：“足受血而能步，掌受血而能握，指受血而能摄。”脾气充足，气血生化有源，有了足够的血液濡养和营养支持，四肢就会变得有力量。

如果脾气虚弱，气血化生不足，人体会启动自我调节机制，把气血分配到大脑、心脏等“核心部门”，而四肢位于身体末端，能够分配到的气血就很有限，就会引起倦怠、无力、冰凉等症状。

脾主肌肉，肌肉力气、身体胖瘦脾说了算

中医认为，“脾主身之肌肉”。人体有赖于脾所运化的水谷精微的营养，才能使肌肉丰满发达。因此，脾的运化功能健全与否，往往直接关系到肌肉的壮实与瘦削。

消瘦的宝宝需要调脾

有的宝宝体形瘦弱，总是没精神，总喊累，没有力气，这多半是脾胃虚弱的缘故，因为脾胃虚，食欲就不好，吃饭吃得不好，肌肉得不到足够的营养，自然无法胖起来。还有的宝宝很瘦，但是食欲很旺盛，这在中医上叫作“消谷善饥”，胃很强健，但脾气不足，运化能力下降，身体就吸收不到营养，就会出现越吃越瘦的情况。这两种情况都需要调脾。

胖宝宝也需要调脾

胖宝宝通常还会有脾气不足、运化无力的问题，并且有两个特点：一是吃东西少，吃一点儿就发胖；二是身上的肉软绵绵的，总是懒洋洋的没力气。对于这种情况，健脾气、祛痰湿是关键，这样才能从根本上解决肥胖的问题。

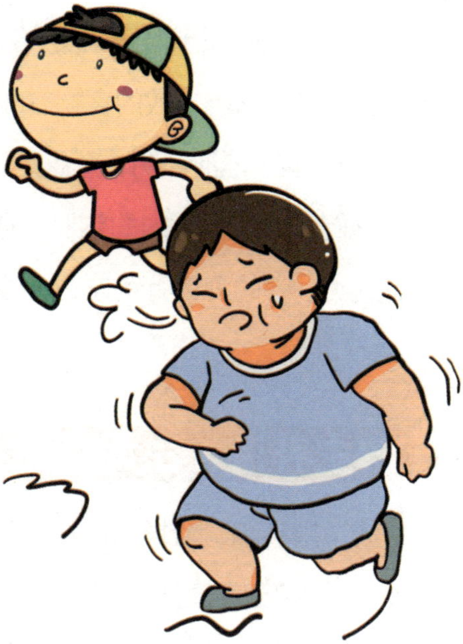

太胖或太瘦都需要调脾

此外，还有一种西医学上说的单纯性肥胖，这种肥胖是脾胃功能过于旺盛、吃得过多引起的。很多青少年小胖子多是这种情况。对于这种情况，最行之有效的办法就是控制饮食，少吃肥腻食物，多运动。

选择正确的食物，宝宝就能恢复健康

如果宝宝的体重有问题，父母也不要着急。中医讲究药食同源，食疗也可以治疗疾病，选择了正确的食物，宝宝就能恢复健康。

生活中有很多物质既是食物又是药物，比如生姜、红枣、萝卜、黄瓜、梨、核桃等。根据中医学理论，这些都是四气五味的主宰者，只要合理食用就能保持好人体营养的平衡，保证宝宝的身体健康。具体来说包括以下几点：

（1）辛甘发散为阳，概括地说就是辛味和甘味的食物具有发热散寒的功效，它们归属于温阳一类，经常食用会增加人体的阳气，从而让人体发胖。具有这类功效的食物有红枣、干姜、黄芪、党参、桂圆等。

（2）酸苦涌泄为阴，意思是说酸味和苦味的食物具有清热养阴的功效。它们能够清除体内的热邪，通畅大便，自然就会使人的体重下降。具有这类功效的食物有黄连、黄芩、大黄、连翘、黄瓜、番茄、香蕉等。

脾主升清，主司精微上升布散，保持内脏位置

清，指清阳，为轻清的精微物质。脾主升清，是指脾气把轻清的精微物质上输于头目、心、肺，以滋养清窍，并通过心肺的作用化生气血，以营养周身。此外，脾气的上升作用，还可以对内脏起升托作用，从而维持人体脏器在恒定的位置。如果脾气虚损，其升托作用减退，不能升

清反而下陷，可导致内脏下垂，如胃下垂、肾下垂、子宫脱垂、直肠脱垂等。

胃主受纳，是身体的仓库

胃上承食道，下接小肠，是一个中空的弹性囊袋，有接受和容纳食物（水谷）的作用，此功能在中医学里被称为“胃主受纳”。

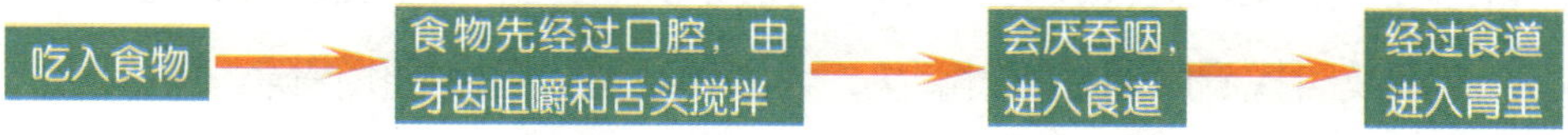

吃入食物
食物先经过口腔，由牙齿咀嚼和舌头搅拌
会厌吞咽，进入食道
经过食道进入胃里

食物进入胃的过程

胃主受纳有两种含义：一是容纳食物；二是主动摄入食物，中医学称之为“摄纳”。胃气主通降，使饮食下行，饮食下行后则胃空，胃空了就能容纳新的食物，使人有食欲。

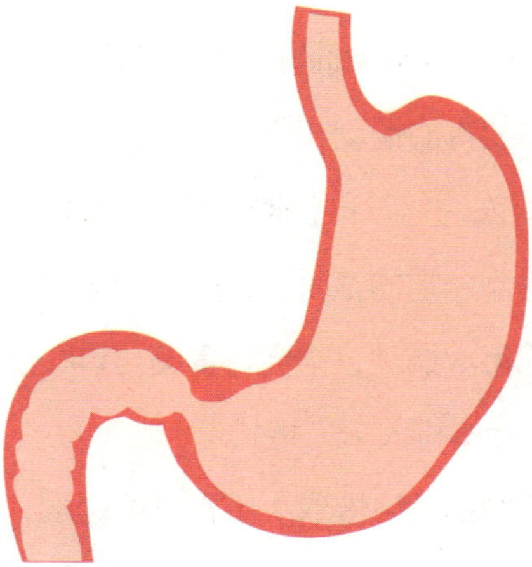

胃

日常生活中常见的食欲不振、吃一点儿东西就腹胀，就是胃的受纳功能出现了问题。有的人心情不好，感觉好像胸口有股气闷着，吃不下饭，这种情况其实是情志不调扰乱了胃的气机，使胃失和降。胃气不降，饮食也就不能下行，那么胃里就总有东西，人就不会觉得饿。食欲不佳，还跟消化能力有关。脾胃虚弱，胃肠蠕动缓慢，脾消化吸收能力弱，食物就会堆积在胃中，使人觉得腹胀，无进食欲望。

胃主受纳是胃主腐熟功能的基础，也是整个消化功能的基础。如果胃出现了问题，就会影响到整个消化系统。因此，当出现以上表现时，一定要及时找到原因并及时解决，为消化系统的健康提供保障。

胃主腐熟，是食物加工厂

胃像容纳食物的仓库，更像一个“加工厂”。我们吃进去的水谷饮食好比原料，水谷入胃，在胃气的作用下进行消磨腐化，被初步加工成更易于转运吸收的食糜状态。食糜传入小肠后，在脾的运化下，精微物质被吸收，化生气血，然后上升至肺，输布至全身。这就是胃主腐熟的功能。

《黄帝内经》中说“中焦如沤”，意思是胃对食物的消化犹如浸泡沤肥之状，而沤肥需要胃的蠕动和胃液的助力。正常情况下，咀嚼和吞咽食物能刺激胃酸分泌，并且通过神经反射引起胃底和胃体肌肉的舒缩。当进入胃中的食物达到一定的量时，胃内的压力增加，胃中部开始进行有规律地蠕动。胃部每次蠕动，都会将食糜与胃酸混合，使食物更容易消化，同时还将部分食糜排入十二指肠。

在此过程中，胃的蠕动快慢取决于胃气的强弱，胃气强，胃蠕动自然就快，消化能力也就强；反之，则胃蠕动速度慢，消化能力也随之下降。有的人吃完饭没多久就又感到饿，原因是胃中火旺，消化能力太过，这种情况需要清胃热；而有的人饭后觉得腹胀，难以消化，则是胃动力不足的缘故，这时就需补胃气。

胃主降浊，胃气和降才能全身舒畅

胃主降浊是相对脾的升清而言。胃中初步消化的食糜，依靠胃气的作用而下降到肠道，即“胃主降浊”。

除了饮食水谷在人体内的消化、吸收之外，胃主降浊还包括代谢产物的排泄，此过程极为复杂，需要小肠、大肠等脏腑相互协作完成。小肠、大肠与胃相联通，所以胃主降浊还包括小肠将食物残渣下注大肠，以及大肠排泄粪便的过程。

不论是胃将食糜下传至小肠，还是小肠、大肠排泄食物残渣，都离不开胃气的温煦和推动。如果胃气不降，胃主降浊的功能就会失调，从而引起胃失和降或胃气上逆。

胃失和降，通常使人出现腹胀、胃痛、胃胀、便秘等症；胃气上逆，则可使人出现恶心、呕吐、打嗝、反酸等症。

脾胃互为表里，脾升胃降平衡才健康

脾胃之气的升降运动是人体气机的枢纽

人们常说“人活一口气”，此处的“气”不仅是构成人体的基本要素，也是维持人体生命活动的动力。中医理论把气的升降运动称为“气机”，它是生命活动的根本。气的运动如果停止，生命也就随之终结。

脾胃之气的升降运动是人体气机的枢纽。中医理论认为，胃主受纳，脾主运化，这两个过程就是依靠脾升胃降完成的。脾气上升，帮助胃进行消化，同时吸收、转输水分，运化水谷精微及水湿，维持水液代谢；胃气下降，促进食物下行，接受吸纳水谷及水液，并将经过消化的物质传送至小肠而供给脾以进一步吸收转化。因此，胃气宜降，脾气宜升，升降相宜才能使脏腑达到相对的平衡与协调状态，从而使得人体气机正常运行。

清代名医唐笠山说：“治脾胃之法，莫精乎升降。”意思是说，治疗脾胃病的根本是调治脾胃气机升降。气机升降正常，人就能保持健康；气机不正常，病症就会随之而来。如果脾气不升反降，人就会出现气短、懒得说话或腹泻等症状；而如果胃气不降反升，人就会出现呃逆、嗳气、反酸等症状。

脾升则健，胃降则和，脾胃功能协调才能顺利完成对食物的消化、吸收和排泄。在此过程中，不管哪个环节出了问题，消化吸收都会受到影响，严重者则会导致全身病变。因此，调理脾胃气机，使之能正常升降，对维持脏腑平衡及全身各系统正常运作起着重要的作用。

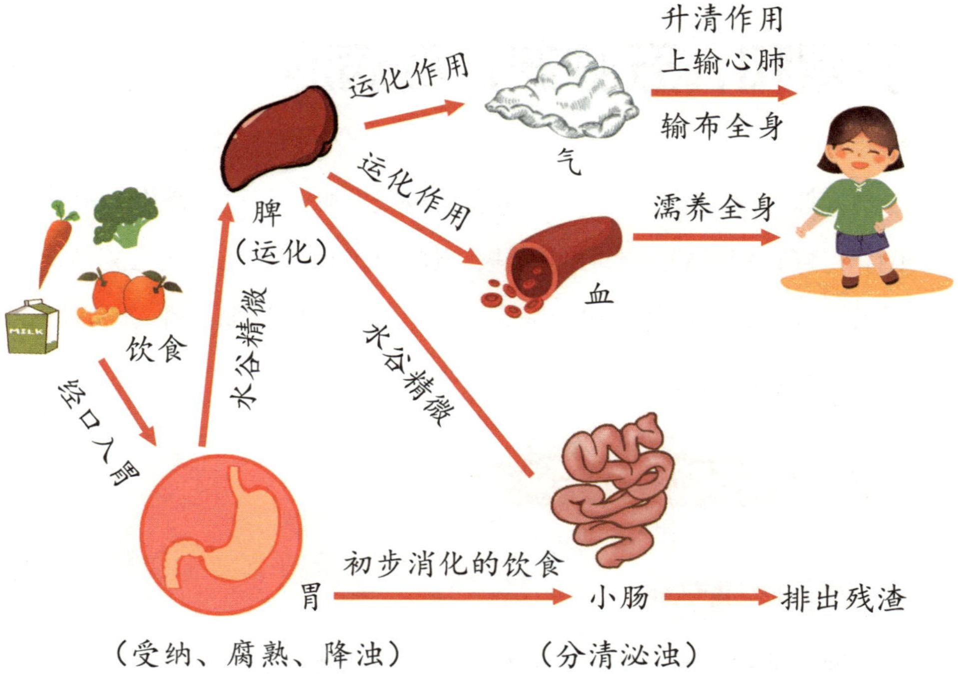

脾升胃降是人体气机的枢纽

升降无序，百病生

《黄帝内经》中有对脾升胃降的描述：“清气在下，则生飧泄，浊气在上，则生䐜胀。”这句话意思是，如果脾气不升反降，人就会出现食少、腹泻等症状；而如果胃气不降反升，人就会出现恶心、呕吐等症状。中医理论认为“治脾胃之法，莫精乎升降”，就是要通过调理气机的平衡，来达到调理脾胃的目的。

此外，脾气上升，胃气下降，可以有效地清理人体内的毒素和废弃物质。正是这种升中有降、降中有升的过程，维持了正常的营养吸收及废物的排出，令生命活动能够正常有序地进行。

脾胃和，五脏安，百病消

《脾胃论》指出："治脾胃即可以安五脏。"意思是说如果脾胃调养得好，脾胃的运化功能强健，五脏就能得到充足的气血濡养，体质就会强壮，抗病能力也会随之变强。那么，脾和肺、肾、心、肝之间分别都有什么关系呢?

脾与五脏的关系

脾与肺的关系

脾和肺的关系，主要表现在气的生成和津液的输布两个方面：脾脏运化营养物质滋养肺脏，使肺脏保持良好的呼吸功能与状态，因此，脾胃强弱决定肺气的盛衰；而肺脏配合脾脏排除水湿。脾和肺"不和谐"时，宝宝就会出现过敏性鼻炎、过敏性哮喘、感冒反复发作等病症，且常伴有食欲不振、懒得活动等症状。

脾与肾的关系

中医认为肾为先天之本，脾为后天之本。因此，脾和肾的关系主要反映在先天和后天相互资生促进的关系上。脾的运化功能需要肾阳的温煦，肾中精气亦有赖于水谷精微的充养。脾与肾相互促进，可以帮助宝宝长高、成熟、智慧；如果二者不能"互帮互助"，就可能出现很严重的健康问题，甚至影响宝宝发育，需要及时就医，在医生的指导下应用食疗与药膳进行调理，促进康复。

脾与心的关系

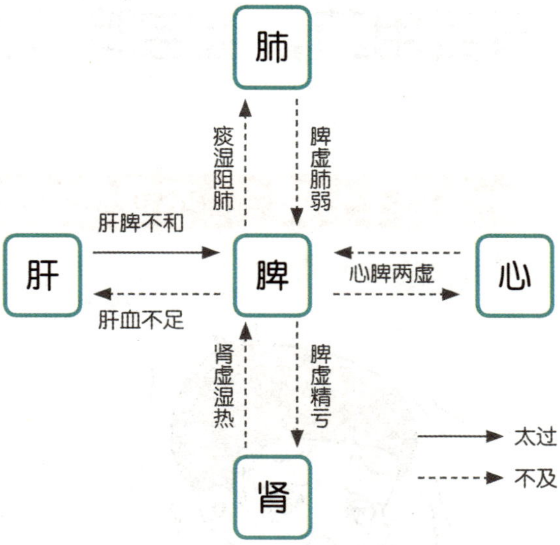

脾与五脏的关系

中医认为，脾主生血，血由水谷运化而来；心主血，推动血的运行。脾化生血液后，血液的运行需要依靠心脏推动。

脾的运化能力依赖于心阳的温煦。如果心阳不振，就会影响宝宝脾胃的消化功能，容易出现气短、胸闷、腹泻等问题。心主血，而血的来源在于脾胃，如果脾失健运，不能益气生血，则会导致心失血养，也会让身体生病。

脾与肝的关系

中医认为，肝主疏泄，喜条达，以使人体气机通畅，不会停滞。如果肝脏功能有异常，迂曲不伸，会直接影响脾脏的功能，导致脾虚；脾脏自身功能不足，则会受到肝脏的强行影响，出现运化失常。

脾胃平和，宝宝健康

脾胃平和，五脏才能协调，宝宝就能拥有健康的身体和平和的好体质。宋代医学家陈文中对健康易养的宝宝给出了这样的标准：“面红如桃花色，大粪黄稠，小便清澈，手足和暖……其子易养也，不宜服药。”即宝宝面色红润如桃花色，大便稠厚微黄，小便清澈，手足也是暖热的，这样的宝宝才是健康的、体质棒的。

盲目用药，宝宝脾胃很受伤

"是药三分毒"，不能给宝宝乱吃药

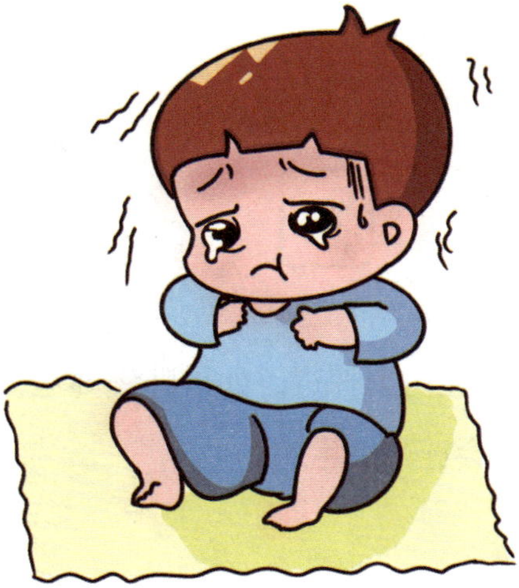

盲目用药，宝宝脾胃很受伤

俗话说："是药三分毒。"很多家长对宝宝太过紧张，宝宝稍微有点儿不舒服，比如咳嗽两声或者流鼻涕了，家长就会马上带宝宝去医院治疗，动不动就让宝宝打针或吃药。还有的家长担心去医院浪费时间而贻误了宝宝的病情，会在家里备小儿退热灵、小儿止咳糖浆等常用药，只要是关于宝宝的药，都不放过。但是这样做真的有必要吗？

对此，医学专家给出建议：宝宝在发育过程中体温稍高一点儿、流鼻涕是很正常的现象。这是因为宝宝的新陈代谢比较旺盛，散发出的热量自然要比成人高一些。此外，流鼻涕也属于正常现象，不要一看见宝宝鼻子上挂着鼻涕就以为宝宝又感冒了，就马上拿出"百药箱"里各种各样的感冒药让宝宝吃。这样不仅会破坏宝宝原有的免疫功能，还很可能会产生抗药性，等宝宝真的生病的时候，药物就达不到应有的效果了。

不能让宝宝吃成人药物，更不能自己配药

还有一类家长则恰恰相反，他们比较粗心大意，不会像上一类家长那样因过于担心而为宝宝提前准备很多药物。如果宝宝生病而又来不及去医院，这种时候这类家长就会在家里给宝宝吃成人药物。虽然家长在给宝宝吃成人药物时会注意减量，但是必须提醒一下，药物可不能乱吃，尤其是像阿司匹林、吲哚美辛、保泰松等非甾体类抗炎药物。这类药物是成人常用的消炎药，虽然给宝宝减半服用，但毕竟宝宝的脾胃发育状况不同于成人，即便是很少的量，也会引起胃黏膜糜烂，直接降低宝宝胃黏膜的抵抗能力，刺激胃酸过度分泌等，影响宝宝的脾胃健康，使宝宝的成长受到威胁。因此，宝宝生病，家长着急的心情可以理解，但是也不能胡乱给宝宝吃药，更不能自已给宝宝配药。

还有的家长为了让宝宝的病好得快一些而给宝宝增加药量，这样也是不对的。因为“是药三分毒”，一定要注意合理用药，不能滥用，不要过量，务必记住有病上医院，辨证施治才是关键。

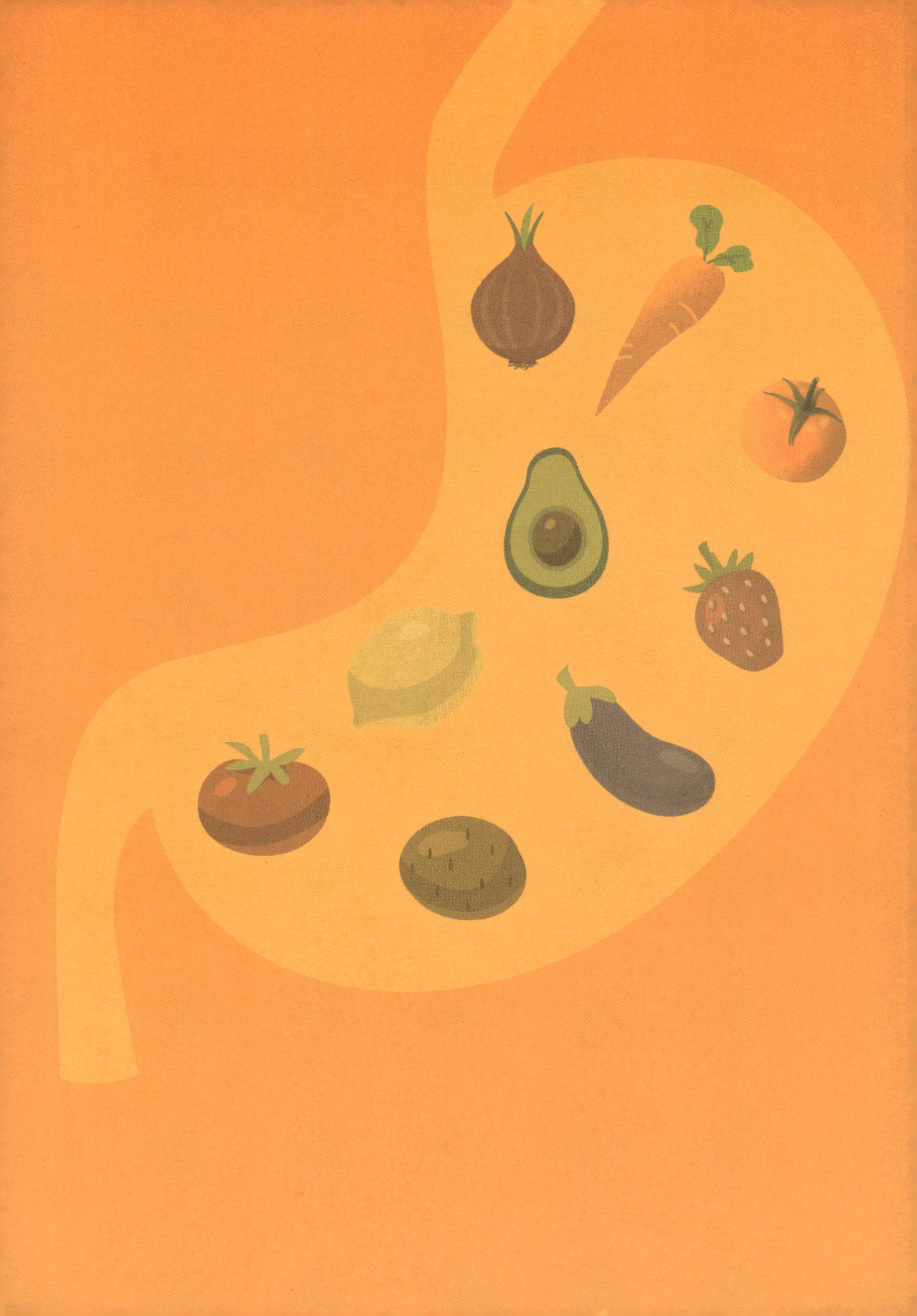

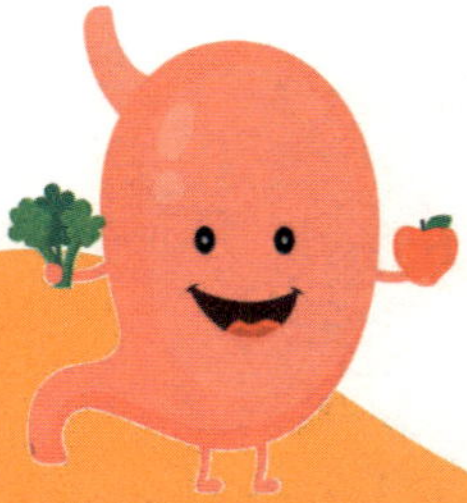

第二章

宝宝大多脾虚，要警惕这些信号

人体是一个有机的整体，身体的内和外是紧密相连、相关的，体内有了病变，也会反映到体表。脾胃是气血生化之源，脾胃一旦受损，就会在身体各个部位表现出来。家长可以仔细观察宝宝的面色、眼睛、鼻子、唇色等，初步判断宝宝的脾胃状况。

看面色，面色萎黄无光，提示脾胃功能异常

宝宝正处于生长发育阶段，宝宝的肤色中隐藏着健康信息，家长要细心观察。有些宝宝的面色长期发黄，是什么原因引起的呢?

面色发黄多因脾虚

有些宝宝面色发黄是因为脾虚。五行中脾胃属土，主黄色，所以脾胃不好的患者通常会面色发黄。宝宝脾常不足，脾胃功能尚未完善，稍有不慎即易损伤脾胃引起运化功能失调，出现食欲不振、积食、消化不良、便秘等症状。

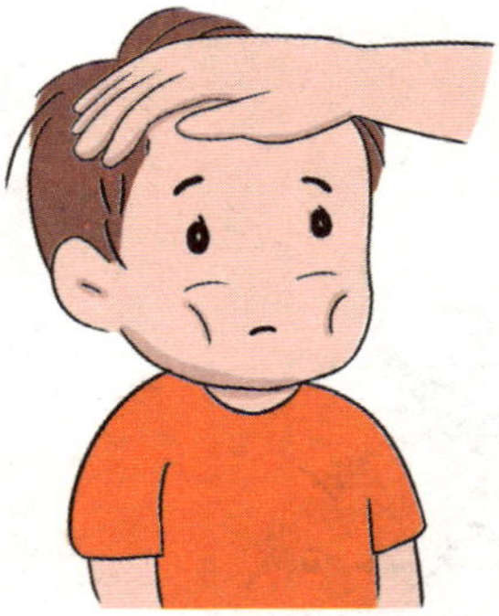

面色萎黄提示脾胃功能异常

脾胃受损后，周身肤色会发黄，尤其是面部。

宝宝脸色发黄如何调理

如果宝宝平时吃饭比较挑食，只吃肉或只吃蔬菜，那么面色发黄多半是营养不良引起的，平时也经常会头晕、注意力不集中、疲劳，这对宝宝的成长极为不利。家长一定要注意均衡宝宝的营养，不能让宝宝养成挑食的习惯，以免影响宝宝的成长发育。

宝宝常有饮食不规律、爱吃零食的习惯，但是为了宝宝的健康，家长要让宝宝养成规律饮食的习惯，控制宝宝吃零食的量，才能避免因饮食习惯不良引起的面色发黄。

面色发黄须养脾，可以给宝宝增加养脾的饮食，如各类米粥。另外，黄色食物是养脾的，脾胃功能不好，应适当让宝宝吃一些黄色食物，如小米粥、胡萝卜、土豆、南瓜等。

看眼睛，眼睑水肿、眼袋大在于脾虚

脾虚了，眼睑水肿、眼袋大

脾主肌肉，我们全身的肌肉都依赖于脾胃运化和输布气血，如果脾虚了，眼睑的肌肉就缺乏营养，变得松弛，长此以往，眼睑的肌肉就会失去弹性，变得下垂。

脾不仅运化气血，还运化水湿。脾胃虚弱，运化无力，水湿就会滞留在体内。眼睛周围的皮肤最为薄弱，身体有水湿最先会在眼睛周围停留，因此，脾虚的人较容易出现眼睑浮肿的情况。水液在眼睑部位堆积，下眼睑以下的部位就会因为充水而浮肿，形成眼袋。如果眼袋大，说明身体的水湿较为严重，就要注意调脾了。

此外，脾虚会导致气血不足，进而影响到肝，所以眼睛还会出现疲劳、看不清东西等症状。

如果宝宝经常眼睑水肿、眼袋过大，说明脾胃较为虚弱，家长要及时加以注意。

宝宝出现脾虚如何调理

宝宝出现脾虚证候之后，家长一定要注意其日常饮食的调养，做到三餐定时、定量，平时让宝宝多吃些容易消化的食物，少吃生冷、刺激性、不易消化的食物。还要让宝宝养成早睡早起的习惯，避免熬夜，因为熬夜会伤血，很容易诱发脾虚。

注意让宝宝保持心情愉快，因为好心情能让宝宝气血畅通，让身体保持健康状态。

看鼻子，山根青的宝宝脾胃弱、脾气大

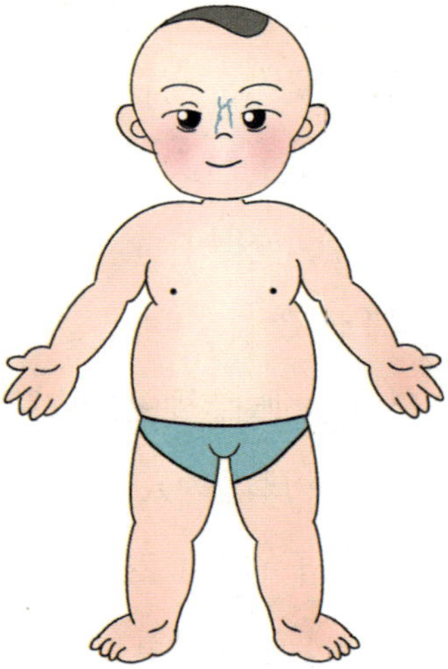

宝宝山根青

宝宝鼻梁有青筋可能是脾胃虚弱，家长不能忽视。

俗话说“青筋过鼻梁，无事哭三场”。这句话主要是针对宝宝而言的。意思是说鼻梁有青筋的宝宝容易感冒，“哭三场”是指感冒的症状，即头痛、流涕等。可能有的人会注意到身边有些小宝宝鼻梁上会有青筋。这种青筋有些是天生就有的，有些宝宝是在生病损伤了脾胃后才出现的。山根是中医望诊的内容之一，不正常的青筋突起，往往预示各种疾病。鼻梁上的山根是足阳明胃经的起始处，是左右目内眦的络脉在山根位置的相合之处，所以当山根出现青筋，不论是先天还是后天，都反映了同样的问题——脾胃虚寒，中焦能量不足。脾土生肺金，脾虚肺亦虚，因此，宝宝容易出现咳嗽、感冒、腹痛、腹胀、消化能力差的症状。

中医认为，青色属肝，肝藏魂，与情志活动密切相关，所以山根青的宝宝容易受惊吓，睡眠不安，出现夜惊、夜啼，容易肝气郁结，脾气急躁。鼻梁有青筋的宝宝，因体质问题，容易肝气不疏，脾气急躁，家长这时就要多包容接纳和理解宝宝，多做正面引导，不要用负面的语言批评和刺激宝宝。要用丰盈的爱温柔呵护宝宝，以弥补宝宝先天的中焦能量不足。

看唇色，唇色发白说明脾胃功能弱

中医学认为，脾开窍于口，其华在唇。宝宝的唇色与脾胃功能密切相关。如果宝宝的脾胃功能正常，唇色就是红润且有光泽的；如果脾胃不和，那么唇色就会发生改变。因此，家长可以通过观察唇色来判断宝宝的健康状况。

嘴唇的色泽和动作反映脾的状态

“唇为脾余”，嘴唇的肌肉由脾所主，脾的气血发生变化，唇的形态、色泽、动作也会发生相应的变化。

脾气强健，则嘴唇圆润丰满有弹性，红润而有光泽；脾气失健，嘴唇就会暗淡无光，萎黄不泽，嘴唇上还常常会覆盖一层干裂的皮肤，若湿热困阻脾气，嘴唇周围的皮肤上还会出现“胡茬儿”样的印记。

脾气失健，初期上嘴唇会微微向上翘起，这一现象不明显，一般不容易被人察觉；久而久之，嘴唇周围的肌肉就渐渐变得瘦削以致出现皱纹，严重者则会出现消瘦、乏力等全身性气血不足的症状。

嘴唇脱皮多与脾胃有关

气候干燥时，人的嘴唇四周常会出现不同程度的脱皮现象，这在医学上称为唇炎，唇炎的发生多与脾胃有关。引发唇炎的主要原因是脾胃中有“火”。此时应注意饮食调理，少吃辛辣、烧烤、油炸和油腻的食物，多喝水，多补充维生素 B。另外要做好皮肤护理，时常在嘴唇周围涂抹油性软膏，以滋润皮肤，防止水分蒸发。

舌象——了解宝宝脾胃健康状况的晴雨表

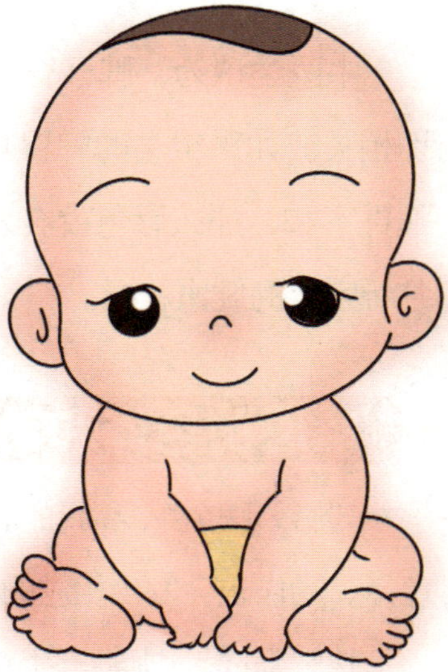

据《黄帝内经》记载，心、肝、脾、肾等脏，膀胱、三焦、胃等腑均与舌直接联系。中医认为，“舌为脾胃之外候”。家长在看舌象的时候，只要重点把握舌苔的薄厚、颜色，舌体的形状、颜色、舌质和其他一些小特征，就能快速把握住问题的关键，有助于及时指导宝宝的日常饮食和起居安排。

正常的舌象

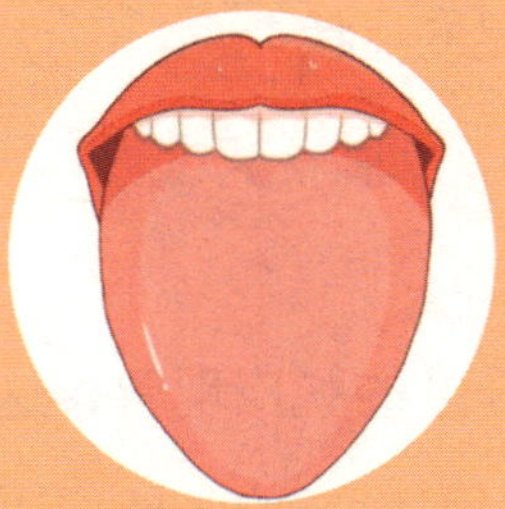

正常舌象：淡红舌，薄白苔

形状： 圆度、尖度适中

颜色： 淡红，不过红，不过淡

舌苔： 隐约有一层白色薄苔

这样的舌象说明宝宝机体气血、津液充盈，消化、代谢、循环等功能均处于协调、平衡状态，是正常的、最好的舌象。

脾胃不好的舌象

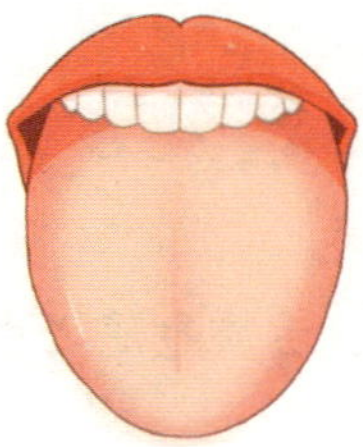

虚寒舌象：舌质淡白，舌体偏胖大

形状：可能会偏胖大

颜色：舌质淡，红润不足

舌苔：薄苔，积食时呈厚苔

舌头颜色淡，意味着宝宝脾胃虚寒明显，气血不足。舌头缺乏气血的充盈，整体颜色就偏淡，此时一定要少吃寒凉冷食；而且舌质越白越淡，说明体内虚寒越重。

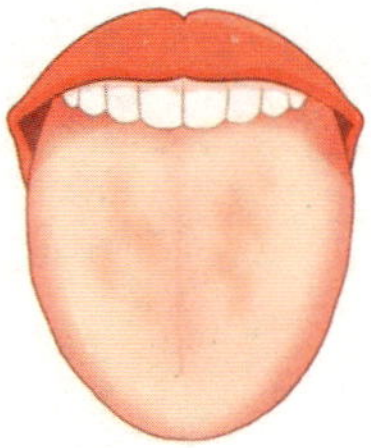

湿滞舌象：舌苔厚腻，舌体胖大水滑

形状：舌体偏胖大，舌面水滑

舌苔：厚腻发白或微黄，厚厚糊在舌面上，如同吃了一大口干奶粉

舌苔厚腻发白，代表体内，尤其是中焦有难以排出的水湿痰饮。这类舌苔白腻的宝宝往往消化功能不好，加上平常喂养不注意，过食生冷寒凉的食物，所以水反为湿，谷反为滞，这也是长期脾虚失运的一种表现。

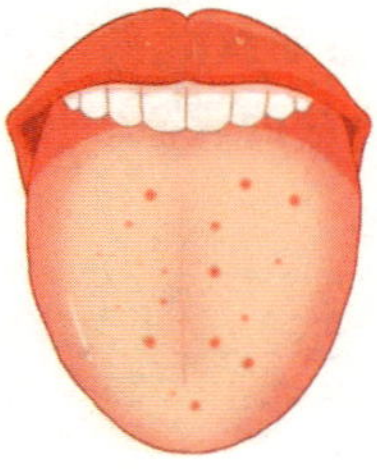

内热舌象：舌质偏红，舌面有小红点

颜色：舌质偏红，舌面有红点，如同“草莓”

舌苔：舌苔厚且发黄

舌面上的红点叫“芒刺”，芒刺越多，说明积滞越久，内热越多。这种情况大多数是脾胃积食比较久了，积滞在中焦的食物发酵化热，就像垃圾堆久了也会发酵产热一样。但这个火（热）是脾胃虚寒、运化不利导致的积滞入里化热。

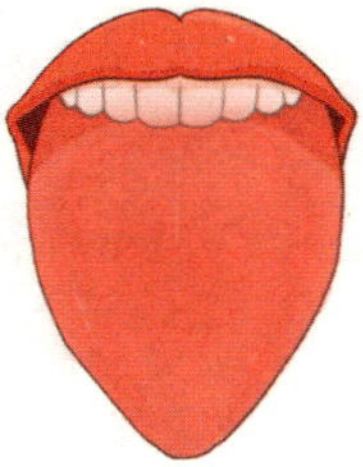

阴虚舌象：舌形尖，舌红苔少

颜色： 舌色红

舌苔： 无苔或少苔，或花剥苔

舌质越红，代表体内越热。体内逐渐变热，舌质也随之由淡白到红到绛红甚至紫。

当宝宝的舌苔少，或舌面上有一块块花剥苔，甚至无苔时，就要考虑宝宝是否为阴虚。花剥苔、无苔，说明身体中缺乏阴津。出现缺苔的原因是脾胃的受损、气血津液的耗伤，是阴虚的表现。阴虚的宝宝“上火”，常表现为表面火气很旺，但底子又很虚寒的矛盾状态。

其他常见脾虚舌象

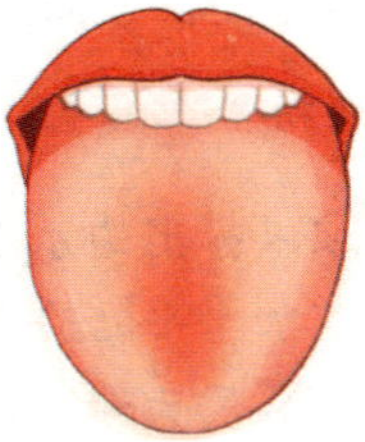

舌体： 中间凹，两边鼓

舌体中间凹，两边鼓，这也是宝宝脾胃消化功能不好的舌象之一。舌的正中间诊脾胃病变，舌两边诊肝胆病变。

脾胃虚弱，气血不足，没有气血撑起来，所以舌头中间就像土地凹陷一样。而肝胆区鼓起来是因为“肝气有余”，宝宝消化功能出了问题、胃肠道胀气，容易化火化热导致肝火旺，睡不好，情绪不好，于是就形成了中间凹、两边鼓的舌象。

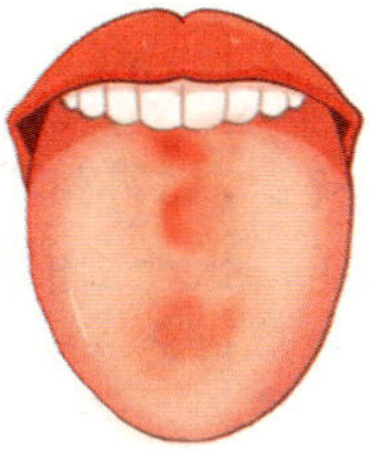

舌苔： 中部有缺损

舌苔中部有缺损，是长期脾虚导致的气阴两虚的表现。

舌苔是胃气在舌面的体现。从前面对阴虚舌象的介绍中我们知道，阴虚舌象的一大特征就是舌苔少或舌苔缺损，常被称为“花剥苔”“地图舌”。因此，不管舌苔厚薄，只要有舌苔缺损，就说明宝宝脾虚的症状较为严重。

宝宝长期脾虚，不能把吃进去的水谷精微转化为对身体有用的气血，就很容易出现气虚的情况。同时，宝宝脾胃虚弱也会导致长期积食，积滞入里化热，内热旺盛会灼烧体内津液，而脾虚又不能从日常饮食中吸收津液，更无法将其正常地输布全身，久而久之就会导致阴虚。

因此，如果宝宝舌苔厚腻，但同时伴有舌苔缺损，尤其是对应宝宝中焦脾胃的舌头中部舌苔有缺损，就是脾气虚发展为气阴两虚的典型表现。

摸小手，小手冰凉可能是脾胃虚寒

对宝宝的小手，家长们是再熟悉不过了。家长们常常拉着宝宝的手做游戏，或者走路时牵着宝宝的手。不知道家长们是否注意到，宝宝的手也会发生变化，有时候温热，有时候冰凉，有时候虽然天很冷，但宝宝的手却会出汗。其实，宝宝的小手能反映其身体健康状况，以上这些变化都能够说明宝宝脾胃的健康状态。

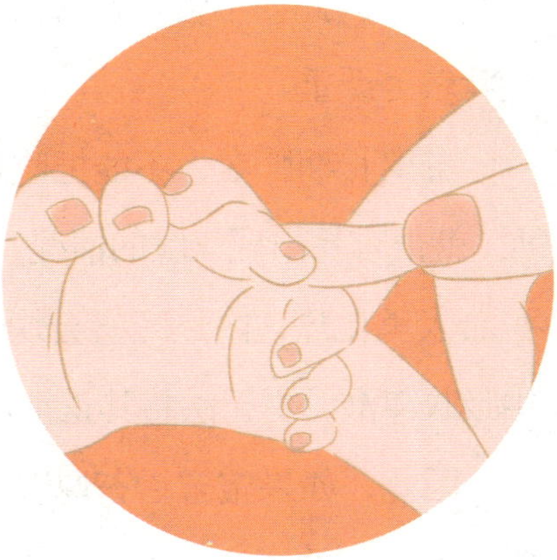

宝宝的手可反映身体状况

可以给宝宝的小手做一些按摩，促进血液循环，增强脾胃功能。

手掌冰凉，可能是气血不足

手掌冰凉说明宝宝的脾胃可能存在气血不足的情况，家长需要给宝宝增加营养。正常人的手温通常要略高于脸部和皮肤的温度，而且人是恒温动物，所以如果想判断宝宝的健康状况，通过感受宝宝的手温也是一个很好的方法。有很多宝宝的手总是冰凉，在冬天穿得再多也暖和不起来，为什么会有这种情况呢？其原因在于宝宝的脾胃。一般来说，此类宝宝消化吸收能力比较差，容易出现消化不良，影响到胃肠功能。

手足冰凉，多半是脾胃虚寒

有些宝宝的手和足总是凉凉的，不光秋冬季节如此，春夏也是这样，明明气温不低，拉着他的小手还是觉得不热乎。这种情况是因为脾胃虚寒。“气”是中医学中非常重要的概念，人体内阴阳二气均衡和谐，人体才能健康。脾胃虚寒就是指脾胃阳气虚衰，阴寒内盛所表现的证候。

宝宝脾胃虚寒的原因除了饮食习惯不良以外，也有可能是脾胃气虚。脾胃虚寒导致血液循环不畅，脾胃运化产生的能量不足，而且不能很好地被送达身体末端的四肢上，尤其是手和足，从而表现为手足冰凉。遇上天气变凉，这种现象更是明显。

应对的策略还是要从脾胃的调理入手，解决脾胃虚寒的问题，同时让宝宝加大运动量，让血液流通活跃起来，宝宝手足冰凉的问题就会逐渐改善。

手汗多，说明脾胃两虚

有的宝宝容易出虚汗，手掌摸起来也总感觉很潮湿，即便是在很冷的天气，宝宝的手也是这样，家长帮他擦干汗，没一会儿就又恢复了。有的家长以为是宝宝衣服穿多了热的缘故，其实并不是，因为宝宝身体的温度是正常的，也没有感觉到热。宝宝之所以会出现此类状况，多半是脾胃出了问题，并且是脾胃两虚引起的。根据中医学理论，手汗多，多为脾胃积热，心火旺盛，一般表现为手心凉、手指热，或者手心热、手掌凉，有时候也会出现一只手凉、一只手热，同时还伴有失眠多梦等症状。如果宝宝出现了这些症状，说明他们的脏腑功能已经有了阴阳失调的征兆，如果不及时进行调理，就会造成各种问题。

看掌纹，获得脾胃健康的第一手资料

在手掌上纵横交错着很多条长线和短线，每一条都有一个名称，而且都有一定的意义。其中有三条是非常重要的，分别是生命线、智慧线和感情线，它们也是中医学中非常重要的望诊依据。通过观察掌纹就可以获得重要的脾胃状况信息。

生命线出现岛纹提示脾胃多病变

生命线，顾名思义，就是反映人体生命状况的主线。依照中医学脏腑的意义来看，脾为后天之本，肾为先天之本，脾肾合一，就是生命线的意义所在。观察生命线的状态，就可以了解人的先天与后天的基础状态。

生命线起始于示指与拇指之间，沿着大鱼际画成一个弧形，一直延伸到手腕的外侧。人体正常的生命线修长、红润、深刻、清晰、富有光泽、连绵不断、充满活力、粗细适中，起始处较为粗大、深刻，越到末处越细，并且呈弧线状自然地向下弯曲，以无杂纹、无斑点、无分叉、无分支者为佳。一条正常的生命线弯曲弧度最高不会超过手掌中轴线，最低也不会低于第 1 指缝线。一般情况下，其粗细以中指上指节纹为准。生命线呈现淡红色的人，代表身体健康，气血旺盛。

生命线颜色淡、纹理发皱、浅细、弧度小、艮区松弛、起点偏向拇指根，大多是脾胃功能不足、消化系统功能低下的表现。此时很容易发生贫血症，因此必须合理增加饮食营养，多加锻炼，增强体质。若是生命线上段与中段之间出现岛纹，末端有羽状线或岛纹，则表示脾胃出现病变，比如脾胃虚弱、消化不良等。生命线中段接近大鱼际的地方有青筋浮露的现象，则提示胃肠功能紊乱或者便秘等症。

家长要合理调养宝宝的脾胃，及时关注宝宝手掌的变化，加强宝宝的营养，补充能量，让宝宝远离疾病困扰。

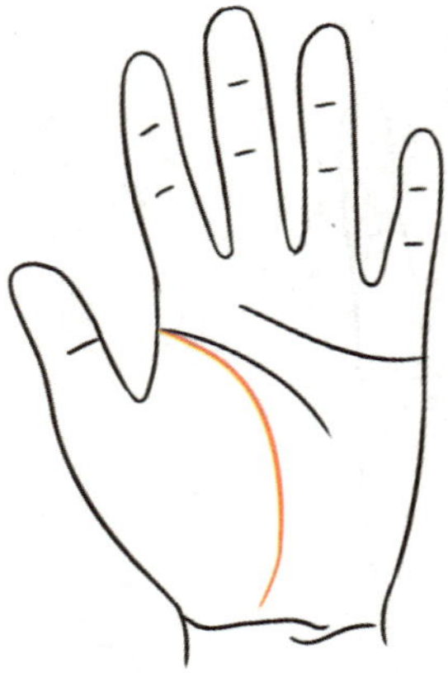

生命线

生命线起始于示指与拇指之间，呈抛物线形，一直延伸至手腕间。

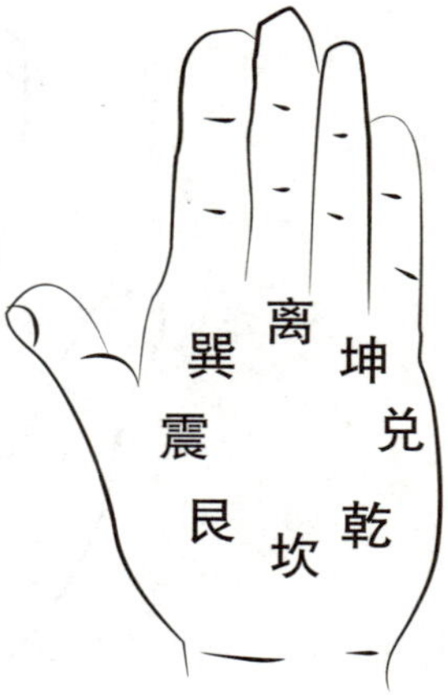

手掌八卦方位图

智慧线淡白无光提示脾胃虚弱

智慧线亦称头脑线，起始于示指与拇指之间，与示指的指节纹平行，逐渐向小鱼际方向延伸，呈现为自然的抛物线形略微向下弯垂的一条弧线，终止于第 3 指缝的下方。在中医学中，智慧线属心、脑，而且心与脾胃相互影响，因此，智慧线在很大程度上能反映脾胃功能的强弱。正常的智慧线粗长、红润、清晰、深刻、富有光泽、连绵不断、有粗有细，通常起始处较为粗大深刻，越到末端越细，并且呈弧线状自然向下弯曲，没有杂纹，没有斑点，末端没有分叉、分支者为佳。智慧线淡白且无光泽，则表明脾胃虚弱，脾胃本是气血生化之源，如此便提示脾胃功能不强。

如果宝宝的智慧线属于此种情况，家长就要引起注意，需要给宝宝补充身体所需的营养，让宝宝多做锻炼，增强体质。宝宝身体强壮，才可以拥有一个幸福快乐的人生。

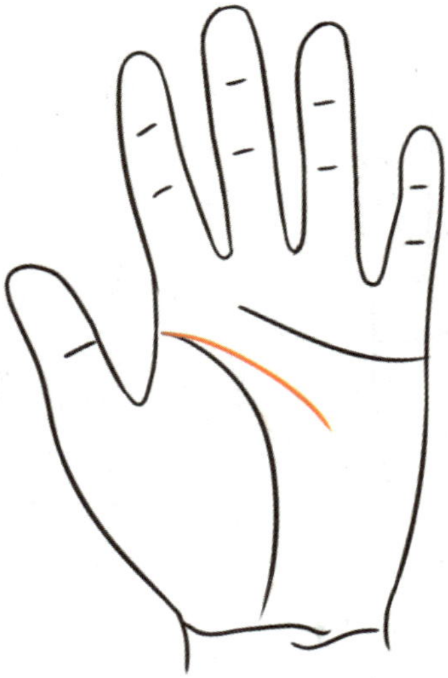

智慧线

起始于拇指和示指之间，与示指的指节纹平行，逐渐向小鱼际方向延伸，为自然的抛物线形略向下弯垂的一条弧线，终止于第3指缝的下方。

感情线出现十字纹提示脾胃不和

感情线也叫心线，起始于小指的外侧并向上延伸，呈抛物线状一直到示指与中指交界下方。正常的感情线清晰、深刻、红润、富有光泽、连绵不断，末端自然趋细，呈弯曲抛物线状向上弯曲，没有杂纹，没有斑点，没有分叉。其正常的长度是终止在中指与示指间的指缝下方，以红润、深长、清晰、末端分支较少、略微呈现向上的弧状为佳。感情线若是一直延伸到示指下方的巽位，而且巽位有“十”字纹或者“井”字纹，这时拇指的第1关节有横纹，提示脾胃不和。

家长了解了宝宝的脾胃健康状况之后，要时常给宝宝的手掌做一些按摩，通过穴位与经络的作用，合理调养脾胃，有助于宝宝的脾胃健康。比如推摩手指，家长用左手指指腹推摩宝宝的右手手指，从指根推至指尖,首先从拇指开始，依次推摩其他4根手指。反复推摩3遍，之后用同样的方法推摩左手。还可以揉按鱼际穴，鱼际穴位于第1掌骨中点。家长将左手拇指指腹放于宝宝右手鱼际穴，按照顺时针的方向按揉1～2分钟，再按照逆时针的方向按揉1～2分钟，之后将右手与左手一样按摩，双手交替按摩3遍。长期坚持，即可调理宝宝的脾胃失和。

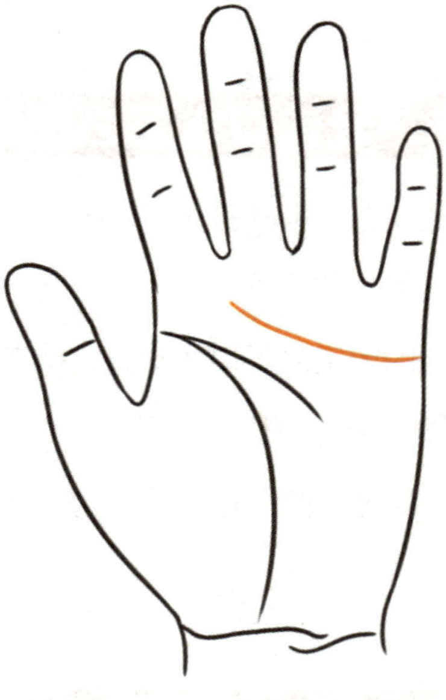

感情线

起始于小指外侧，向上延伸，呈抛物线状到示指和中指交界处的下方。

口水横流，说明脾运化不力

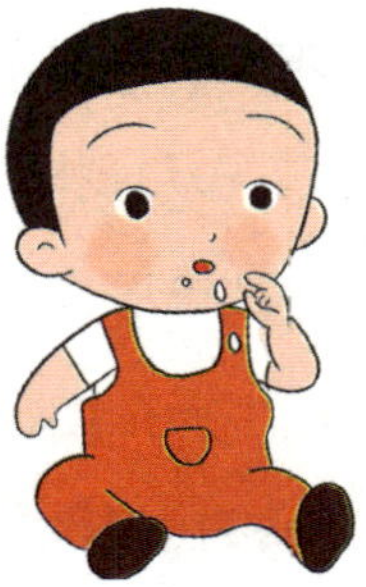

口水横流，说明脾运化不力

如果宝宝口中的唾液量很明显比其他宝宝多，而且喂养也很困难，这种情况就要及时去看医生。

中医认为“脾主涎”，“涎”就是口水。涎为脾之液，涎由脾气化生并传输分散，在脾气充足的情况下，若脾的“固摄”功能失调，涎液不能正常传输，就会发生“流口水”的现象。因此，要想改变宝宝爱流口水的状况，就要调补脾胃。宝宝脾虚流口水的情况分为“湿热”和“寒湿”两种情况。

宝宝有湿热，爱流口水怎么调理

取黄连4克，大黄3克，胆南星4克，把这些药材打成粉，敷到宝宝的两足底的凹陷处，用胶布封好。

由湿热导致流口水的宝宝大多口水黏腻，挂在唇下而不会流下去。这类宝宝多有尿少而黄、身热、腹胀等表现。

这3味药有清热、祛湿、和胃的作用，一般情况下连续敷5～7天，口水就会止住。

宝宝有寒湿，爱流口水怎么调理

取吴茱萸4克，打成粉，敷在宝宝的足底，用胶布封好，晚上敷白天取下来即可，连续敷5～7天。

由寒湿导致的流口水的宝宝，其口水会比较清长，会不由自主地流下来。吴茱萸是一味热性药，归肝、肾、脾、胃经，能够温阳散寒。

恶心、呕吐，可能是脾胃功能失常

恶心和呕吐是小宝宝的常见症状，尤其是宝宝刚吃完奶以后，常会呕吐。即使是年龄稍微大一点儿的宝宝也是如此，当感觉饭菜不合他们的胃口，或是受疾病的影响，就会出现恶心、呕吐的症状。

中医学认为，恶心、呕吐是脾胃功能失常的表现。一般情况下，食物往下走，胃气向下降，任何异常情况导致胃气不降反升，就会出现恶心、呕吐的症状。而导致胃气不降的原因有很多，如脾胃气虚、胃热、胃寒、食积、情志等。其中情志因素不可不重视。宝宝经常会因一点儿小事而生气，有时还会在吃饭时一边哭一边吃，这时宝宝就会有恶心想吐的感觉，这样不利于宝宝的脾胃健康。中医学认为，这是肝气犯胃的典型症状。家长要注意调节好宝宝的情绪，避免宝宝在吃饭时哭闹。

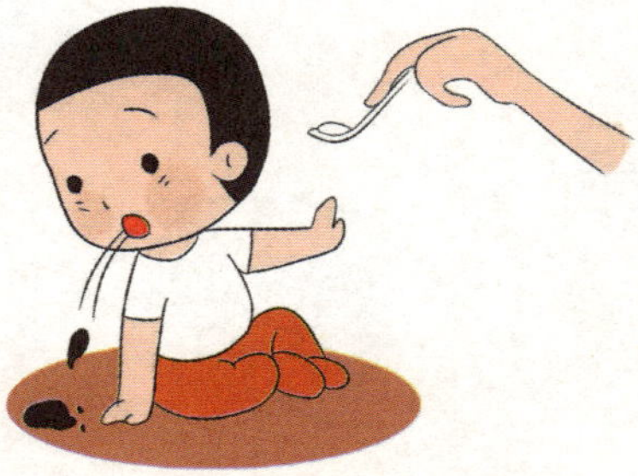

恶心、呕吐，可能是脾胃功能失常

宝宝呕吐时，要注意预防误吸导致窒息以及呕吐导致脱水。

此外，家长要让宝宝养成良好的生活习惯，有利于脾胃病的预防和治疗。日常生活中，要注意宝宝的饮食卫生，避免生冷不忌、饥饱无度、恣食厚味。对宝宝病愈后的饮食调理家长也不可忽视，可以让宝宝多喝稀粥，对脾胃功能的恢复有利。

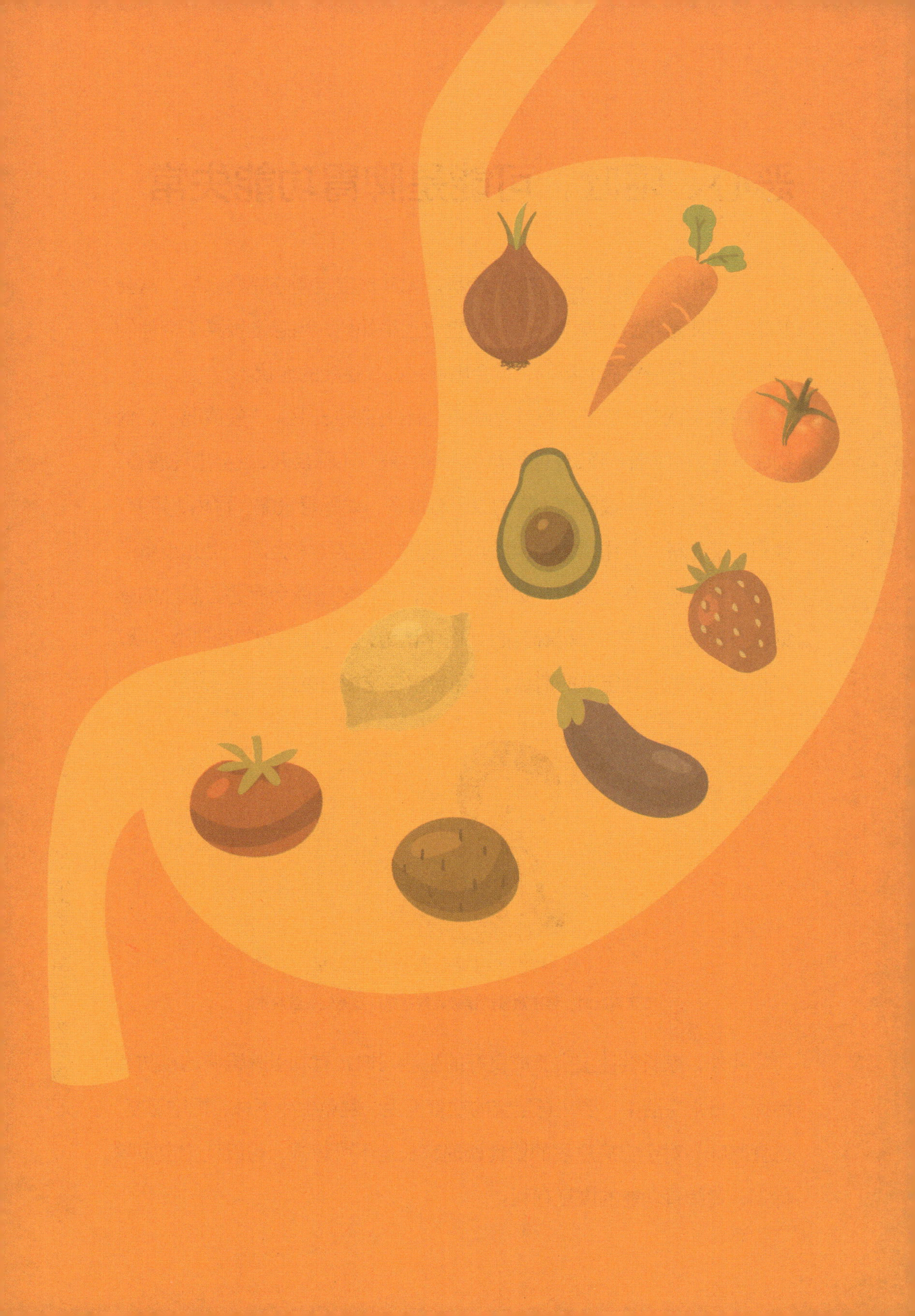

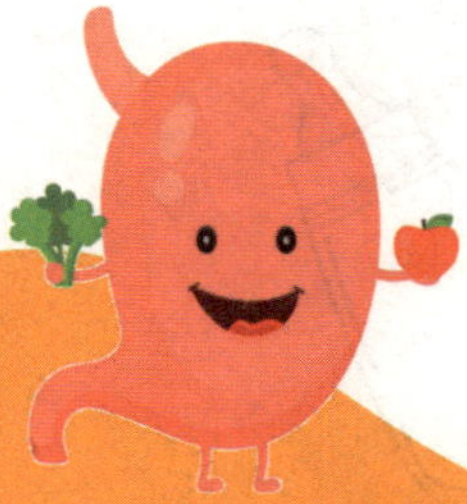

第三章

药补不如食补，做好喂养很关键

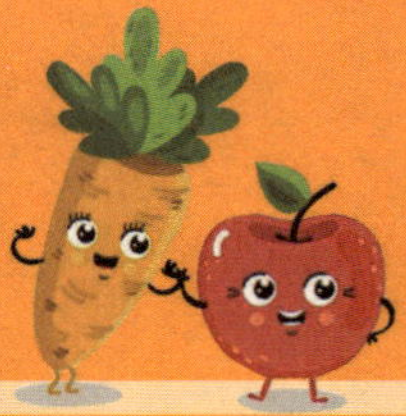

为了调养宝宝脾胃，很多家长会考虑给宝宝买一些开胃、助消化的药物或补品，但是药物和补品不免会产生一些不良反应。其实，掌握科学喂养的知识，合理地调整宝宝的饮食结构，认真吃好一日三餐，也能达到滋补强身的目的，并且比服用药品和补药更有利于身体健康。

根据宝宝生长发育特点，科学合理地喂养

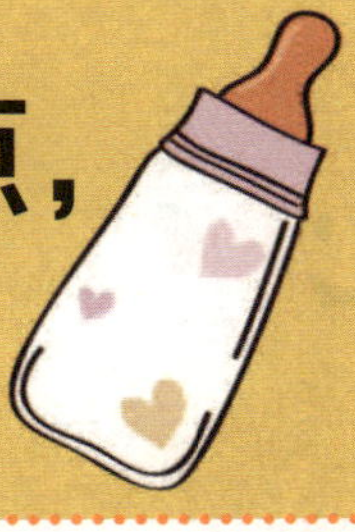

1 月龄

身高：50 ~ 60 厘米

体重：2.5 ~ 4.0 千克

对过冷或过热都比较敏感，会以哭闹的方式向大人表达不满；视力很弱，只对亮光与黑暗环境有所反应。

纯母乳或配方奶粉喂养。

2 月龄

身高：男婴约 60.30 厘米，女婴约 58.99 厘米

体重：男婴约 6.03 千克，女婴约 5.48 千克

能够和大人进行初步的交流，会应和大人，发出“啊”“呀”的声音；视力有所增长，眼睛会追随走来走去的人。

纯母乳或配方奶粉喂养，一般以每天喂养 7 ~ 8 次为宜。

3 月龄

身高：男婴约 63.35 厘米，女婴约 61.53 厘米

体重：男婴约 6.93 千克，女婴约 6.24 千克

睡眠不分昼夜，每天要睡 14 ~ 18 个小时。

纯母乳或配方奶粉喂养。

4 月龄

身高：男婴约 65.46 厘米，女婴约 63.88 厘米

体重：男婴约 7.52 千克，女婴约 6.87 千克

头部变得更灵活，颈部变长，肩部变宽，第 1 个脊柱生理弯曲形成，睡觉时可以用枕头了。

母乳充足且宝宝发育良好时，建议本月仍坚持纯母乳或配方奶粉喂养；如果宝宝总是容易饿、体重增加不明显或缺少某些微量元素，可在儿科医生的建议下尝试少量添加辅食。

5 月龄

身高：男婴约 66.76 厘米，女婴约 65.90 厘米

体重：男婴约 7.97 千克，女婴约 7.35 千克

睡眠显著减少，玩的时间增加；听到别人喊自己的乳名，会看着别人笑，爱玩藏猫猫、摇铃铛，还喜欢看电视、照镜子，从镜子里看到自己会笑。

本月可以尝试给宝宝添加辅食，如婴儿米粉或者没有米粒的米油，刚开始一定要稀，要用小软勺喂食，训练宝宝的吞咽能力。

6 月龄

身高：男婴约 68.88 厘米，女婴约 67.18 厘米

体重：男婴约 8.46 千克，女婴约 7.82 千克

听力变得灵敏了，能分辨不同的声音，并学着发声；能够区别亲人和陌生人，看到照顾自己的亲人会开心；会用哭、笑来表达喜恶。

米粉由稀到稠逐渐增加，如果未发生过敏，可逐渐加入根茎类蔬菜的菜泥以及果泥。

7 月龄

身高：男婴约 70 厘米，女婴约 68 厘米

体重：男婴约 8.8 千克，女婴约 8 千克

可以坐着玩了，喜欢坐在浴盆里洗澡，并用小手拍打水面玩；大人扶他站立，他就会来回蹦跶；逐渐开始咿呀学语，脸上经常会露出幸福的笑容。

继续增加米粉，并可试着增加烂粥、肝泥、豆腐等。

8 月龄

身高：男婴约 71.51 厘米，女婴约 69.99 厘米

体重：男婴约 9.12 千克，女婴约 8.49 千克

能爬，也能坐着玩会儿并会用双手传递玩具；懂得观察大人的行为；会认生，与妈妈分离时会悲伤，能够准确地分辨出亲人、熟人和生人。

辅食的种类要丰富多样，以满足宝宝各种营养素的需要，避免让宝宝养成挑食等不良饮食习惯。

9 月龄

身高：男婴约 73 厘米，女婴约 71 厘米

体重：男婴约 9.4 千克，女婴约 8.8 千克

能听懂一些语句；会跟大人说再见并摆摆手；给他不喜欢的东西会摇头拒绝；玩得高兴了就会咯咯地笑，表现得非常开朗。

添加一些土豆、红薯等含淀粉较多的根茎类食物，以及含粗纤维的食物，如蔬菜；用菜末代替菜泥，以锻炼其咀嚼能力。

10 月龄

身高：男婴约 74.27 厘米，女婴约 72.67 厘米

体重：男婴约 9.66 千克，女婴约 9.08 千克

能模仿大人的声音说话，能说一些简单的词；喜欢和大人交流，并模仿大人的举动；当他不愉快时会显露出很不满意的表情。

增加对大脑发育有益的维生素，包括 B 族维生素、维生素 C、维生素 D 和维生素 E。

11 月龄

身高：男婴约 75.5 厘米，女婴约 74 厘米

体重：男婴约 9.8 千克，女婴约 9.3 千克

喜欢挨着家长玩游戏、看书画，喜欢大人给他讲故事，爱玩藏东西的游戏；对外界充满好奇，对房间里每个角落感兴趣，碰到东西都要用手摸一摸。

馒头、花卷、包子等面食都是 B 族维生素的良好来源，新鲜蔬果是维生素 C 的最佳来源，鱼肝油可以补充维生素 D。

12 月龄

身高：男婴约 77.14 厘米，女婴约 75.69 厘米

体重：男婴约 10.14 千克，女婴约 9.58 千克

会说一些简单的词语，如爸爸、妈妈、抱抱、打等；发音还不太准确，常常说一些让人莫名其妙的言语；已经能独自走几步，但总想蹒跚地到处跑。

在保证每天 600 毫升左右奶量的基础上，逐渐从以奶为主的饮食模式向以一日三餐为主的饮食模式过渡。

2 岁

身高：88.45 ~ 91.7 厘米

体重：12.10 ~ 13.13 千克

手腕、手指和手掌可以进行协调的运动，比如能旋开广口瓶的瓶盖、旋转门把手、用一只手使用茶杯、剥开糖纸；能听懂大人的大部分话语。

仍处于迅速生长阶段，各种营养素的需要量较高。

3 岁

身高：97.6 ~ 102.00 厘米

体重：13.60 ~ 17.00 千克

如果家长教育得当，3 岁的宝宝应该开始学会用筷子夹东西吃、自己穿上套头的衣服、解系扣子、穿戴帽子、穿脱手套以及不再尿床。

饮食建议同 2 岁。

4 岁

身高：104.5 ~ 105.3 厘米

体重：16.12 ~ 16.49 千克

懂得欣赏并能制作简单的美术、手工作品；有了抽象和时间概念；懂得遵守规则，能参加团队比赛，会解、系鞋带；可以分类和匹配物品，开始理解小数目的意义；能做一些简单的加法，并能按大小排列物品。

对于能量和各种营养素的需求量增加，因此家长要经常变换饭菜花样，开发宝宝的新口味，以满足宝宝在维生素、微量元素等成长所需的基本要素方面的需求。

5 岁

身高：107.6 ~ 108.6 厘米

体重：16.79 ~ 17.39 千克

小手更加灵巧，能独自完成穿脱衣服、解系纽扣等较精细的动作，自理能力不断提高；有了团队意识，在一个团体中开始要求自己的位置，并有自己的原则，喜欢和小伙伴们在一起，有意识地取悦他们，爱唱歌、跳舞和模仿。

饮食建议同 4 岁。

6 岁

身高：109.7 ~ 121 厘米

体重：17.4 ~ 23.6 千克

能够手眼协调地进行各种精细动作，乐于思考和提问，喜欢动手操作，课堂上能够集中注意力。

各餐要荤素搭配，早餐在主食的基础上，增加乳类、蛋类或豆制品、青菜、肉类等富含蛋白质及维生素的食品。午餐所供给的热量应高于其他餐。

添加辅食有讲究，应遵循黄金法则

宝宝的胃肠道功能还在不断地完善中，添加辅食不能操之过急，因此，从最开始添加辅食时，就应该遵循由少到多、由稀到稠、由一种到多种等原则，才能在锻炼宝宝的咀嚼能力和消化系统功能的同时调养脾胃。

与宝宝月龄相适应

小宝宝消化功能尚不完善，如果过早添加辅食，会出现呕吐和腹泻的症状，使消化功能发生紊乱；而过晚添加辅食会导致宝宝营养不良，甚至会因此拒吃非乳类的流质食品。要想保养宝宝的脾胃，防止和减少疾病，为宝宝添加辅食要根据宝宝的年龄，可参照如下标准：

（1）一般情况下，宝宝出生15天后，可以口服浓缩鱼肝油滴剂1滴。

（2）1～3个月，出生1个月后，每天1滴鱼肝油；出生2个月后，每天2滴鱼肝油；出生3个月后，每天3滴鱼肝油。3个月后，就要给宝宝添加辅食，开始可以先加一些菜汤、米汤、水果汁等。

（3）4～6个月，可添加稀粥、软面条、豆浆、代乳粉，以提供更多的热量，适当增加菜泥、蛋黄，以提供蛋白质、脂肪、维生素、矿物质和微量元素。4个月以后，每天4滴鱼肝油，直到12个月。

（4）7～9个月，宝宝已经开始萌牙，此时宜添加有助于牙齿生长的食物，如蛋、鱼、肝泥、肉末、豆腐、面包、饼干、水果泥等。

（5）10～12个月，可以添加稠粥、各种软饭、碎肉、碎菜、豆制品、带馅的食品、水果等，每天两三顿，有条件的应该及时断乳，因为过分延长哺乳时间，就会降低宝宝的食欲。

由1种到多种

家长开始给宝宝添加辅食时，不能同时添加多种，应该先试着加1种，等宝宝从口感到胃肠都逐渐适应了之后再添加第2种，循序渐进，逐步增加辅食的品种。如果宝宝不吃，也不要勉强，过1天再试，每种食物可能试3～5次才能被宝宝接受。

由少到多

为了让宝宝有一个适应过程，家长在给宝宝添加辅食时，应先从少量开始，如添加蛋黄，由1/4个开始，如果宝宝的肠胃能够接受，没有出现大便异常或过敏等不良反应，就可增加到1/2个，然后逐渐增加至整个蛋黄。

质地由稀到稠

宝宝在开始添加辅食时，大都没有长出牙齿，因此，应先给宝宝喂流质食品，然后逐渐过渡到半流质食品，最后发展到固体食品。刚开始先添加米油、菜汁、果汁，等宝宝适应了再添加菜泥、果泥，然后再添加碎菜、碎果；主食可从米汤到稀粥，再到稠粥。

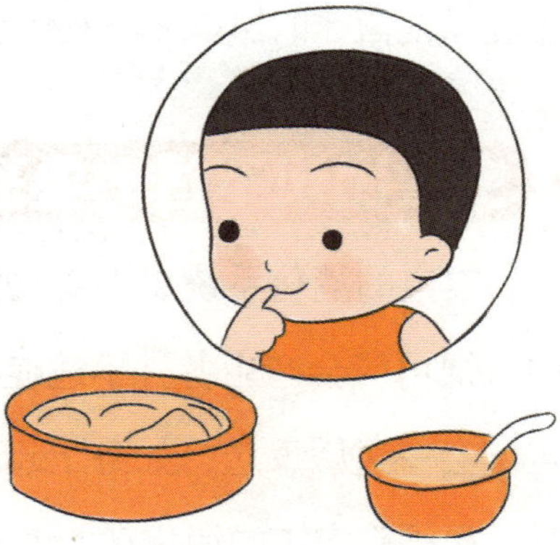

给宝宝添加辅食宜从流食开始

尽量少加盐或不加盐

宝宝的肝肾功能尚未发育完善，过多的盐会给肝肾造成负担，影响肝肾的发育，所以辅食里应少加盐或不加盐。一般情况下，要等宝宝1 周岁以后才可以稍微加一点儿盐。

不从夏季开始添加辅食

夏季天气炎热，宝宝往往食欲差，不喜欢吃东西，容易出现消化不良，因此，家长在夏季给宝宝添加辅食时，如果宝宝不吃，就不要勉强添加，等天气凉了再尝试，家长不要着急。

不要强求宝宝吃辅食

如果遇到宝宝对某种食物很排斥，哪怕家长换了很多花样宝宝还是不愿意吃，这种情况下家长不要强迫宝宝，等过些日子再添加，或许宝宝就能接受了。不能因为宝宝对某种食物排斥，家长就直接选择放弃，就永远不让宝宝吃，这样会让宝宝养成挑食、偏食的坏习惯，不能保证营养的摄取，不利于宝宝的健康发育。

宝宝出现不适时要暂停添加辅食

宝宝的消化系统、脾胃功能尚不健全，因此，在添加辅食的过程中，很可能会产生各种不适症状，如厌食、呕吐、腹泻等，甚至有的宝宝会有过敏反应，如身上起小红疹子。此时家长应立刻暂停添加辅食，必须等宝宝的消化功能恢复、红疹消退之后，才能重新添加。

宝宝的脾胃有“五喜三怕”

宝宝各脏腑的功能都很柔弱，其中脾胃更是十分娇嫩，需要家长的细致呵护，只有把脾胃养护好，宝宝才能大口吃饭，长得快快的、壮壮的。宝宝的脾胃有“五喜三怕”，家长要了解，才能根据脾胃的特殊癖好来选择宝宝的饮食。

宝宝的脾胃有“五喜”：甘、淡、温、软、鲜

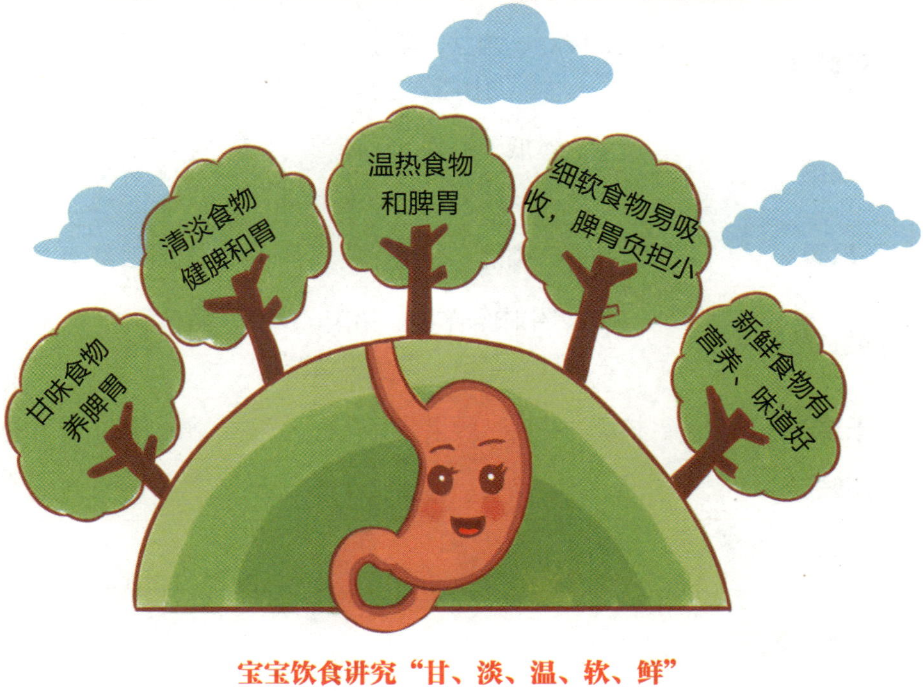

甘味食物养脾胃
清淡食物健脾和胃
温热食物和脾胃
细软食物易吸收，脾胃负担小
新鲜食物有营养、味道好

宝宝饮食讲究“甘、淡、温、软、鲜”

甘味食物养脾胃

《黄帝内经·素问·宣明五气》指出：“酸入肝，辛入肺，苦入心，咸入肾，甘入脾。”这是说五味适度养护五脏。《黄帝内经》中反复强

调“甘入脾”，是说脾主甘味，平时适当吃些甘味的食物，可以健脾养胃。食物中口感偏甜的有很多，中医所说的甘味食物，不仅指食物的口感有点儿甜，还包括淡味食物，更主要的是它具有补益脾胃的作用。

宝宝如果脾胃虚弱，适当多吃点儿甘味食物，可以补益脾胃。那在日常生活中，都有哪些甘味食物适合宝宝吃呢？这里推荐一些具有代表性的甘味食物。

食物分类	代表性甘味食物
谷类	大米、小米、玉米、糯米、黑米、燕麦
豆薯类	黄豆、绿豆、豌豆、黑豆、红豆、扁豆、南瓜、山药、土豆、红薯
蔬菜	黄瓜、丝瓜、胡萝卜、莲藕、香菇、白菜、菠菜、圆白菜、茄子
瓜果	苹果、甘蔗、樱桃、香蕉、菠萝、草莓、葡萄、红枣
肉类、鱼类	鸡肉、牛肉、羊肉、猪肉、鲫鱼、鲢鱼、鲈鱼、草鱼、黄花鱼
干果类	栗子、核桃、花生、腰果、葵花籽、龙眼、开心果、莲子
调味品	蜂蜜、白糖、红糖、冰糖

清淡饮食

脾胃喜欢清淡的食物，过咸、过甜、过辛、过酸、过苦的食物，都不利于脾胃功能的正常发挥，有损健康。尤其是宝宝的脾胃还很娇嫩，家长如果经常给宝宝吃口味重的食物，会使其脾胃功能失调。因此，家长在给宝宝准备饮食时，一定要注意以低脂、低盐、清淡的饮食为主，多给宝宝吃新鲜的蔬菜、水果，少吃肥甘厚味、生冷辛辣的食物，还要做到荤素搭配，营养均衡。脾健胃和，疾病自然远离。

温热食物

很多宝宝有贪吃生冷或寒凉食物的习惯，这样极易伤及脾胃。还要注意，过烫的食物会烫伤宝宝娇嫩的消化道黏膜，也不要给宝宝吃。温热的食物养脾胃，适宜给宝宝吃。适宜的温度应“不烫不凉”，饭菜做好后，要等到不烫时再给宝宝吃；刚从冰箱里拿出来的水果、酸奶等，也应该在常温下放一段时间后再食用。

细软食物

粗糙的食物会加重胃的负担，容易损伤胃黏膜，从而造成消化系统疾病。而宝宝的脾胃功能相对较弱，因此，宝宝的脾胃养护应以柔软、容易消化的食物为主，如面条、汤粥、包子、土豆泥、山药泥等。对于较硬的食物，家长可以先对其进行加工，通过打浆、打粉、熬煮等方式，让食物变得细碎、软烂之后再给宝宝吃，避免给宝宝的胃肠带来不必要的负担。

新鲜食物

食物存放的时间越长，营养损失越多。食物不新鲜或变质以后，不仅营养成分损失多，还可能产生对人体有毒有害的物质，引起胃肠病。因此，家长在给宝宝安排饮食时，一定要选择新鲜的食物，尽量做到现做现吃。储存在冰箱里的食物，放置时间不要太久，以免感染细菌。

宝宝的脾胃有“三怕”：生冷、饱撑、懒惰

生冷

脾胃喜暖怕寒，经常摄入过于寒凉生冷的食物对宝宝脾胃造成的伤害特别大。夏季酷暑难耐，很多宝宝喜欢吃冷饮、雪糕、凉性的瓜果等，更容易损伤脾胃，影响消化功能，出现胃胀、胃痛、腹泻、呕吐等症状。除了要让宝宝少吃生冷食物外，在日常生活中，家长还要注意做好宝宝的胃部保暖工作，及时注意天气变化，适时给宝宝增减衣物，避免脾胃受凉。

饱撑

脾胃最怕撑，宝宝天生脾胃虚弱，家长又把握不好进食量，因此，稍不注意就会给宝宝吃得过多。吃撑的结果就是损伤宝宝的脾胃，造成伤食症，出现胃胀、胃痛、恶心、呕吐等症状。宝宝也往往控制不住自己，遇到喜欢的食物就暴饮暴食，加重脾胃负担。因此，很多宝宝脾胃差是吃撑的结果。如果不改变这种不良的饮食习惯，就很难养好宝宝的脾胃。

懒惰

中医学认为“久坐伤肉”，久坐不动，肌肉软弱乏力，故称伤肉。其实久坐最伤害的是脾。脾主四肢与肌肉，是人体能量储备和利用的中心。如果宝宝不喜欢运动，长时间坐着看电视、玩电子游戏，身体的四肢、肌肉等得不到锻炼，则脾的运化功能就会逐渐减弱，伤害身体的元气。因此，家长不要让宝宝老是待在家里，应该多带宝宝去大自然，去户外，到空气新鲜的地方散散步，既放松心情，又能保养脾胃。

养脾胃，宝宝的饮食要营养均衡

现代营养学认为，人体所必需的营养素主要分为七大类：蛋白质、碳水化合物、脂肪、维生素、纤维素、矿物质、水。宝宝正处于身体和智力高速发展的重要阶段，家长要根据宝宝身体需要和食物中各种营养物质的含量，合理设计饮食方案，让宝宝获得充分全面的营养，达到调养脾胃、补充营养的目的。

蛋白质

蛋白质分为两大类：一类不能由人体自行合成，必须从外界食物中摄取，即所谓的“必需氨基酸”；另一类则是可以通过人体自身合成来补充的氨基酸，被称为“非必需氨基酸”。食物所含有的各种必需氨基酸的含量是决定该食物营养价值的主要因素。其中，植物蛋白主要来源于玉米、小麦、大豆、坚果等，动物蛋白主要来源于鱼、肉、乳、蛋等，家长平时应让宝宝适量摄入这些食物。

碳水化合物

碳水化合物也称糖类，是人体能量的主要来源，人体消耗的大多数热量来源于碳水化合物。如果宝宝碳水化合物摄取量不足，会使生长发育变得缓慢。碳水化合物的主要来源是各类主食，如米饭、馒头、面条，以及某些水果、坚果等，所以家长千万不要让宝宝用零食代替主食，也不要只吃菜不吃饭。

脂肪

脂肪维系着人的身体发育及健康，同时对大脑起着重要的作用。对处于生长发育关键时期的宝宝而言，脂肪类食物不可或缺，但也不能过量摄入。脂肪类食物分为两类：一类是饱和脂肪酸，主要来源于肉类、蛋、奶等；另一类是不饱和脂肪酸，主要来源于花生油、橄榄油等植物油。平时要注意宝宝对这两类脂肪酸摄入的比例，两者要兼顾，不能偏重，不过肥胖的宝宝则应以摄入不饱和脂肪酸为主。

维生素

维生素分为两类：一类是脂溶性维生素，如维生素 A、维生素 D 等；另一类是水溶性维生素，如维生素 C 以及维生素 B 族等。虽然维生素参与人体很多生理活动，但并不是补得越多越好，这是很多家长在给宝宝补充维生素时的误区。过量摄取维生素同样会对人体产生危害，滥补维生素可能会引发中毒，因此，家长不必特意给宝宝买各种维生素片，只需通过饮食摄取，达到膳食标准即可。其中，富含维生素 A 的食物有胡萝卜、各种豆类、绿叶菜等，富含维生素 B 族的食物有酵母、麦芽等，富含维生素 C 的食物有各种蔬菜、水果等，富含维生素 D 的食物有鸡蛋、牛奶、鱼肝油等。

纤维素

纤维素也是一种多糖，其主要作用在于维持消化系统的功能。宝宝适当补充纤维素可以促进肠道消化，防止便秘。常见富含纤维素的食物有各类粮食、水果、蔬菜。

矿物质

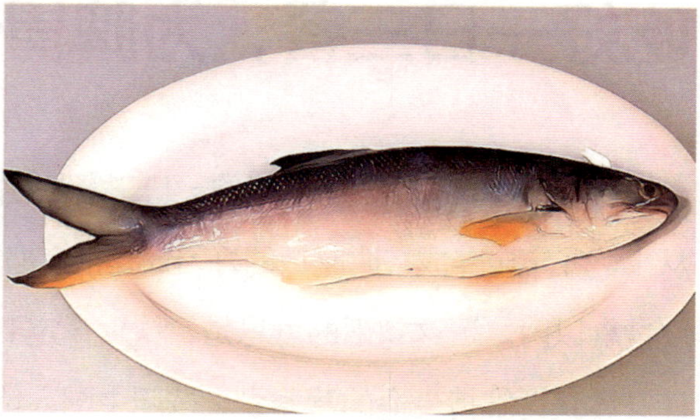

海产品中富含锌、硒等矿物质成分，宝宝可适量多吃

矿物质种类较多，以钙、铁、锌等矿物质元素为主，在宝宝的生长发育中起着不可或缺的作用，千万不可忽视。钙对骨骼和牙齿的发育起重要作用，并且参与神经兴奋性调节。对宝宝来说，奶制品易被人体吸收，是补钙的最好方式。铁参与合成血红蛋白，与免疫、消化功能的强化和体力、智力的发育密切相关，含铁丰富的食物有动物血制品、瘦肉、蛋黄、红糖等。锌可促进宝宝的生长发育、食欲及增强免疫功能，含锌量较多食物有海鱼、牛肉等。

水

水是营养物质的载体，为人体清除“垃圾”，还可以维持体温和血压，是维持人体正常生理功能的重要物质。家长应该教宝宝养成多喝水的习惯，不要放纵其养成喝饮料的习惯。

吃好一日三餐，为脾胃健康保驾护航

对于每个人来说，有规律的一日三餐是健康的保证。对于家长来说，从小培养宝宝养成按时吃饭的好习惯是很有必要的。《千金要方》中说："饮食以时。"这句话的意思是，饮食一定要定时，有规律，如此才能让身体获得维持生命的营养素。按照中国人传统的膳食习惯，每天进餐3次，并且有"早餐吃好，午餐吃饱，晚餐吃少"的说法，这也是为了将每个人每天所需要的营养合理地分配到一日三餐中去，这些对于宝宝来说尤其重要。宝宝每天所需营养有了保证，身体才能健康，自然不容易生病。因此，吃好一日三餐是养护好宝宝脾胃的基石。那么怎样才能将一日三餐吃好呢？

早餐吃好

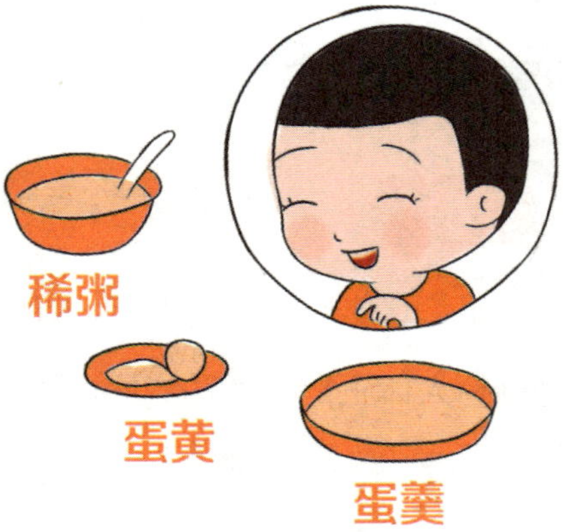

吃好一日三餐

宝宝的早餐要经常换花样，干稀搭配，粗细粮搭配，让宝宝有新鲜感。

《琐碎录》中说："朝不可虚，暮不可实。"意思是说，早上不能饿着肚子，晚上不能吃得太饱。尤其是处于生长发育期的宝宝，更需要加强营养，吃好早餐显得尤为重要。吃早餐的时间应该选在7～9时，因为此时是胃经当令的时间，若是9时之前没有吃早餐，那么到9～11时脾经当令的时候，脾就只得空运转了，因为它没有东西可以运转到人体五脏，如果长期不吃早餐就会导致宝宝营养不良。所以吃好早餐是身体健康的重要保证。早餐的质量和营养价值要高，食物力求精细，以便于人体吸收，提供足够的能量。饮食最好清淡一些，比如米粥、豆浆等。

宝宝身体的抵抗力差，很容易生病，早餐在宝宝的饮食中占据着很重要的位置，家长要重视并安排好宝宝的早餐，调理好脾胃，给宝宝一个健康的身体。

午餐吃饱

合理的午餐既要补充上午消耗的能量，又要为下午的学习和活动提供能量，所以强调午餐要吃饱。午餐不但要求适当多吃一些，而且质量要高。家长在给宝宝配置午餐时，应该注意食物营养的搭配，可适当多吃蛋白质、胆碱含量高的肉类、禽类、鱼类、蛋类、豆制品等，因为这类食物有助于健脑益智，有助于促进宝宝的理解与记忆功能。午餐最好在13时之前吃完，因为13～15时是小肠经当令，是养护小肠的最佳时段，若是在这个时间之前吃完午餐，便可以在小肠精力最旺盛时将营养更多地吸收到体内。此外，可以在午餐前喝点儿汤，这样可以很好地调摄胃气，有利于宝宝的健康。

不过，任何事情都有一个限度，在吃午餐时不能狂饮暴食，吃得太饱，必然会影响脾胃健康。“午餐吃饱”不是吃得过饱，吃八分饱即可，这样才更有助于身体健康。

晚餐吃少

晚餐少吃一点儿有益健康。《黄帝内经》指出：“人卧血归于肝。”意思是在夜里人们休息或睡觉时，血液就会流入肝脏贮藏起来，脾胃的气血相应也就变少了，其消化能力也随之下降。因此，如果晚餐吃得过饱，就会加重脾胃负担，食物消化不了就会出现堆积，导致肥胖。《黄帝内经》中还有“胃不和则卧不安”的说法，就是说胃肠不调和，人的睡眠就不好。夜食过饱是“胃不和”的原因之一。

家长有时会听到宝宝在夜里哭，这是因为宝宝做噩梦了。那么宝宝为什么会做噩梦呢？有一部分原因是宝宝晚上吃得太多、太饱，以致入睡时胃肠道存留过多食物，而在“脾眠不转”的状态下脾胃又没有办法很好地消化这些食物，所以宝宝才会睡不安稳，经常做噩梦。

吃晚餐的最佳时间是在 17 ~ 19 时，不宜太晚，否则会导致“胃不和则卧不安”。晚餐不可以吃得太好，还不宜吃辛辣热性的食物，如葱、蒜、姜、香菜等，因为“辛气归目”，这些辛辣的食物对于宝宝的眼睛十分不利。晚餐总的原则是宜少不宜多，家长可以给宝宝吃些营养丰富、清淡不腻、易于消化的食品，以粥、汤等软质流质食品为主，配合少吃一些米饭、馒头等，尽量少吃肥肉、油炸食品以及含盐和糖较多的食品，切忌暴饮暴食，也不要过多地吃生冷食品，否则容易伤害脾胃。

综上所述，吃好三餐可以为宝宝的脾胃和身体健康打下坚实的基础，让宝宝拥有一个健康快乐的童年。

细嚼慢咽，最为脾胃减负

有些家长看到宝宝吃饭狼吞虎咽就很开心，觉得宝宝吃得多、吃得快，说明他们身体壮。然而事实并非如此。吃得太快，食物不经嚼烂就被咽下去了，脾胃还要花费很大的力气去磨碎大块的食物，这样就会给脾胃带来负担。时间一长，脾胃必定受损，从而出现消化不良等问题。脾胃最喜欢的是细碎的食物，越细碎对脾胃越好。因此，要想宝宝脾胃好，家长就要让宝宝养成细嚼慢咽的好习惯。

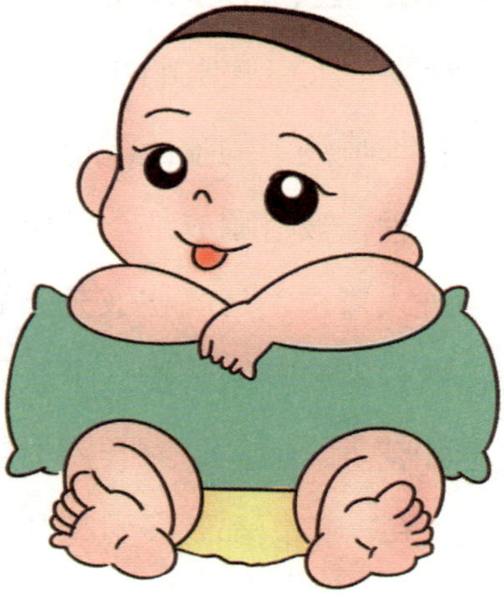

吃饭太快增加脾胃负担

宝宝吃饭太急、太快，食物没有被充分咀嚼就咽下，过于粗糙的食物还会直接磨损胃黏膜，产生慢性炎症；而且食物团块的体积大，容易导致积食，食物难以消化，营养不能被充分吸收，加重脾胃负担，减缓肠道蠕动速度，时间长了，宝宝就容易患脾胃疾病。

用餐时间至少20分钟

充裕的用餐时间是保障宝宝细嚼慢咽的第一条件，每次最少要准备出20分钟的时间来吃饭，因为从吃饭开始的20分钟后，大脑才会发出吃饱的信号，如果宝宝吃得过快，即使已经吃了很多，大脑却来不及反应，还没有饱的感觉，就会继续吃且越吃越多，造成了饮食过量的情况，从而引起肥胖。

每一口饭都要细细咀嚼

食物进入口腔咀嚼的过程也是食物与唾液中的唾液淀粉酶作用的过程，被咀嚼成细小颗粒的食物进入胃里，与消化液充分混合，被分解，身体才能从中获得能量和营养。因此，家长要引导宝宝，每一口饭都要多咀嚼几下再吞咽。

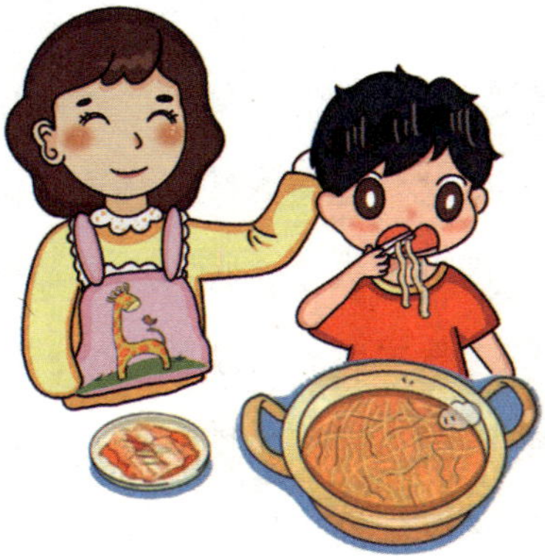

控制好进餐时间

进餐时间不要太长，也不要过快。不要催促宝宝，培养宝宝细嚼慢咽的习惯。

细嚼慢咽说起来容易，可真正做起来却一点儿都不容易，连很多成年人都做不到，更别说宝宝了。下面教给家长们一个方法，来帮助宝宝慢慢养成这个习惯。方法很简单，就是一开始的时候，宝宝每吃一口饭，就让他把注意力集中在嘴巴的咀嚼上，每吃一口都咀嚼 30 下。当然，这需要有些耐心才能完成，不过养成习惯就好了。

选择小一点儿的勺子

选择小一点儿的勺子，吃饭的速度会慢下来，宝宝就能跟着缓慢的节奏，慢慢进食，而且有了小勺子的帮助，宝宝每一口都不会吃得太多，这样就有充分的时间和空间来细细咀嚼食物，慢慢享受食物的滋味，同时养成细嚼慢咽的进餐习惯。

吃汤泡饭，宝宝脾胃易受影响

有的宝宝喜欢把饭和汤水混在一起，吃汤泡饭，家长为了让宝宝方便进食，便顺着宝宝选择汤泡饭的方式喂食，殊不知这样会损伤宝宝的脾胃，引起宝宝营养不良，而且也养成了宝宝不肯咀嚼的坏习惯。长期吃汤泡饭有以下危害。

不要长期吃汤泡饭

宝宝长期吃汤泡饭，会增加胃肠负担，可能会使宝宝从小得胃病。

影响消化

食物未经充分咀嚼便进入胃里，会增加胃肠的负担，同时，过量的汤水还可冲淡唾液和胃中的消化液，使胃肠对食物的消化受到影响，久而久之，容易引发一些消化道疾病。

食欲减退

吞食汤泡饭减少了咀嚼动作，也会相应地减少咀嚼的反射作用，不仅会增加胃的负担，还会引起胃、胰、肝、胆囊等分泌消化液的量减少。而没有经过细致磨碎的食物大颗粒直接进入消化道，需要消化器官分泌更多的消化液，并消耗更多的能量来进行消化。长此以往，食欲就会逐渐减退。

易有饱胀感

用汤泡过的饭，其容量会增加，增加胃肠负担，这样宝宝吃了以后容易有饱胀感，每餐相应的摄入量就会减少。

咀嚼不充分

吃汤泡饭虽然便于吞咽，但同时会因食物粉碎不充分而减少唾液的分泌。唾液分泌过程可清除和冲洗附着于牙齿及口腔的食物残渣，唾液中还有些溶菌酶，有一定的杀菌、抑菌作用，对预防龋齿和牙周疾病有重要意义。此外，咀嚼运动可以促进牙、颌、面的正常发育，促进局部血液循环及淋巴回流，增强代谢。若咀嚼不充分，这些功能也就减弱了，严重时会影响面部肌肉的对称和美观。

因此，为了宝宝的身体健康，家长千万不要让宝宝养成吃汤泡饭的不良习惯。

正确喝水，脾胃健康无忧

水在宝宝的生长发育中起着非常重要的作用，宝宝活动量大、出汗多，体内津液消耗大，如果不及时喝水，很容易出现脱水现象。但喝水也有很多学问，喝多少水、怎样喝水对宝宝脾胃好，家长都要做到心中有数。

宝宝喝水首选白开水

最好的饮料是白开水，家长应给宝宝首选白开水。高温煮沸可将水中的病菌杀死。水中溶解的各种营养素，如钙、镁、钾等，能稳定地补充机体的需要，而且容易被身体吸收，促进新陈代谢，调节体温。此外，宝宝的消化系统还没发育完全，适合喝软水，硬水中的矿物质含量过高，不容易被吸收，会增加宝宝的消化负担。喝奶粉宝宝的家长需要注意，一定要用软水给宝宝冲奶粉。

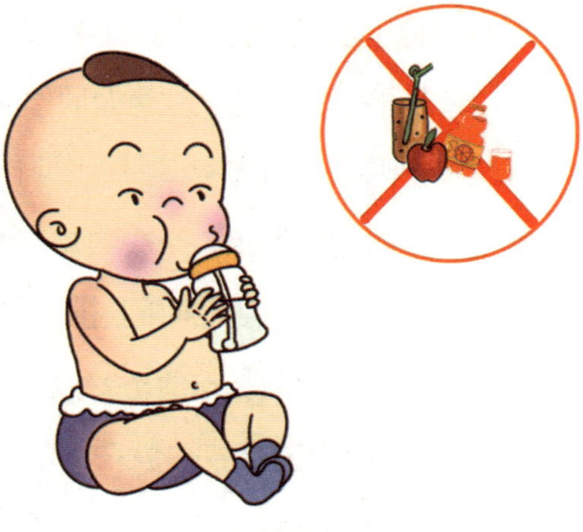

正确喝水

不要用果汁、汽水等饮料代替白开水给宝宝解渴或补充水分。饮料里含有较多糖分和电解质，易滞留胃部产生不良刺激，影响消化和食欲，还会加重肾脏负担。

宝宝每天喝多少水，与宝宝的体重有关

1 岁以内婴幼儿的饮水量应是每日每千克体重 120 ～ 160 毫升，1 ～ 3

岁宝宝的饮水量为每日每千克体重 100 ～ 140 毫升。家长可以根据宝宝的具体情况来确定宝宝每天的需水量，但这不单指饮水量，也包括食物中的水分。

宝宝大量运动后不能一次性大量喝水

宝宝大量运动后，出汗多，体内水分流失较多，家长要及时为宝宝补充水分，但要少量多次，不能让宝宝一次性大量喝水，以免血容量迅速增加，导致心脏负担加重，引起身体不适。

不能等宝宝口渴时再喝水

家长平时需要特别注意及时给宝宝补充水分，不要等到宝宝口渴时再让宝宝喝水。当宝宝口渴时说明其身体已经进入缺水状态。家长应该给宝宝定时定量喝水，一般婴儿在两次吃奶之间喝水，儿童在两餐之间喝水，还有在室外玩耍时间过长、洗澡后、午睡醒后等都需要给宝宝喝水。但要注意饭前和睡前不要给宝宝喝太多水。饭前喝太多水不利于消化；如果宝宝实在太渴，就在饭前半小时少喂些水，可以促进唾液分泌。睡前就要控制喝水，水喝多了会影响宝宝的睡眠质量。

不宜喝过凉或过热的水

宝宝不宜喝过凉或过热的水，因为太凉或太热的水会对宝宝脆弱的消化道黏膜造成刺激。夏季天气炎热，很多家长为了让宝宝尽快解渴，就会把从冰箱里拿出来的水直接喂给宝宝，这会引起宝宝肚子疼，肠胃不适。而过热的水则更不合适，如果家长把握不好热度就可能会烫伤宝宝。最适合宝宝的水是温水，温度以接近室内温度为宜。

正确吃零食，照样可以养脾胃

很多宝宝有爱吃零食的习惯，不停地吃零食会加重脾胃的负担，但是聪明的妈妈选对了零食，照样可以健康养脾胃。

零食品种选择：水果、乳制品为主

选择零食品种时，应优先考虑营养价值高、新鲜卫生、易消化的食物，如水果、乳制品、坚果等。水果中含有各种维生素和矿物质，水果中的果胶可以促进食欲，易被人体所消化吸收；乳制品含有优质蛋白质和钙，有利于宝宝的骨骼发育；坚果类食物含有丰富的不饱和脂肪酸、B族维生素和锌等，这些营养素都是宝宝生长发育所必需的。

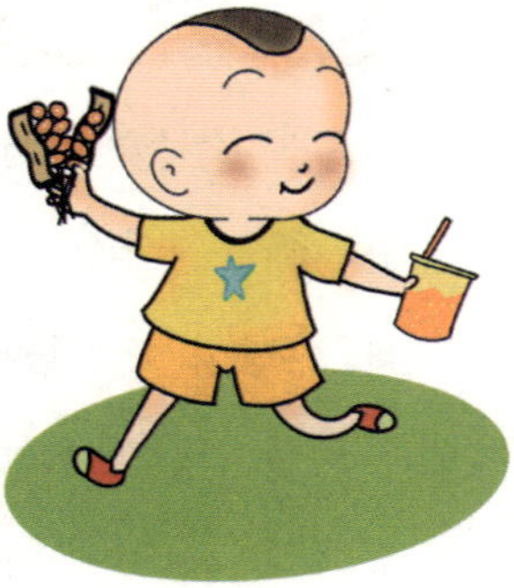

选择合适的零食

尽量少吃街边食品，因为在露天环境下，食品卫生无从保障。

零食量的控制：应尽可能少

给宝宝吃零食时一定要把握好量，再好的零食也不能让宝宝一次吃太多，否则会影响正餐甚至代替正餐，妨碍营养的吸收，影响健康。

零食进食时间的安排

零食和正餐之间要相隔至少2小时，正餐前1小时内不要给宝宝吃零食，否则会影响正餐的食欲；看电视时不要给宝宝吃零食，否则会在不知不觉中吃进去过多零食，易造成肥胖；晚上睡觉前半小时不要给宝宝吃零食，否则会增加肠胃负担，影响睡眠或导致肥胖。

多花心思，让宝宝爱上吃饭

宝宝不爱吃饭是一件很让人头痛的事情，看到宝宝大口大口地吃饭对家长而言则是一件非常幸福的事情。怎样让宝宝爱上吃饭，不再厌食挑食呢？家长在宝宝的饮食上要多花心思，让宝宝爱上吃饭。

宝宝爱吃肉、不爱吃蔬菜的应对措施

有些宝宝爱吃肉，不爱吃蔬菜，这时家长要以身作则，肉类、蔬菜搭配均衡，让宝宝意识到不仅要吃肉，还要吃蔬菜。家长可以变个花样吃肉，例如把肉切成丝，与蔬菜搭配，用水烫过的卷心菜包起来，不仅造型可爱，而且食物种类丰富，让宝宝蔬菜、肉类都能吃到。

宝宝不爱吃有“怪味”的食物

有的宝宝很“敏感”，不愿意接受一些有苦味或者味道比较怪的食物，比如青椒、芹菜、胡萝卜、鱼类等。但这些食物营养丰富，含有宝宝生长发育所需的蛋白质、铁、维生素等营养物质，如果宝宝不吃或吃得少，很容易造成营养素摄入不全。针对这种情况，家长不必强求宝宝去吃，可以在做菜时经常变换花样，比如把青椒切成末，放入蛋液中搅匀，摊成鸡蛋饼；或者做鱼时加入一些生姜或柠檬汁，可以去除鱼腥味；把胡萝卜、芹菜切成末，与豆腐混合做成蔬菜豆腐丸子等，让宝宝慢慢适应和接受。

可爱造型和新的味道，吸引宝宝的注意力

如果宝宝不爱吃饭，家长就要在饭菜上多下功夫，可以给饭菜弄个可爱的造型或换个味道来吸引宝宝。例如把简单的白米饭配上黄瓜丝、胡萝卜丝等，放在紫菜里卷起来，做成紫菜卷；或者在白米饭里加入红薯，红薯饭色泽金黄，香甜可口，能吸引宝宝的注意力，勾起宝宝吃饭的兴趣。

注意情绪和情感作用

宝宝喜欢听到别人的表扬，所以当宝宝表现好时，家长要及时给予鼓励，为宝宝创设良好的就餐环境，让宝宝愉悦地进餐。当宝宝不喜欢吃青菜时，家长也不要着急，要注意方法，可以转变策略，比如利用宝宝喜欢吃的“绿色外表”的水果，告诉他（她）蔬菜与水果一样营养又美味。

让宝宝参与到制作美食中来

不知道大家有没有发现一个现象：宝宝对自己参与或主导的事情很有成就感。这是3～6岁宝宝自主意识的体现，所以家长可以利用这一点，在做饭的过程中，让宝宝也参与进来，或者让他们决定吃什么、怎么做，每次帮忙择菜、洗菜，或者给菜做造型……宝宝乐于和大人一起分享他们的劳动成果，自己参与制作的食物，会更加有期待心理，吃起来也会格外香。

不要在饭桌上训斥宝宝，心情好才能消化好

很多家庭都存在这样的现象：宝宝不好好吃饭，或者在吃饭时偏食、挑食，家长就大加训斥，宝宝在饭桌上突然受到训斥，边吃边哭，就更讨厌吃饭了。

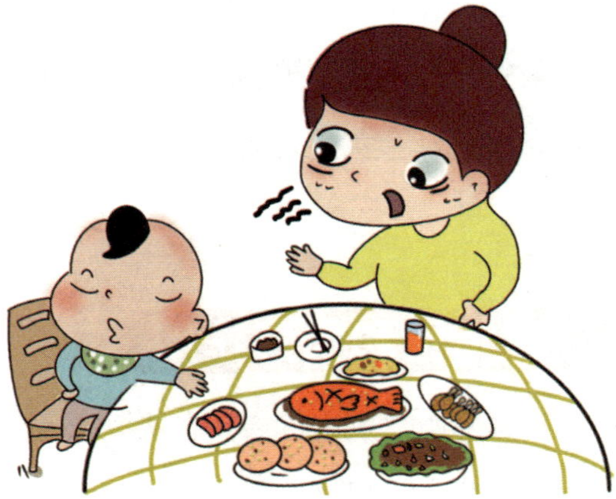

不要在进餐时训斥宝宝

即使宝宝有错，也要在饭后再进行教育，不要在不经意间伤害到宝宝的脾胃。

其实，家长不应在饭桌上训斥宝宝，因为宝宝在紧张压抑氛围中吃饭会影响消化功能。五行“木、火、土、金、水”，分别对应五脏“肝、心、脾、肺、肾”，且“脾为心之子”。所以如果宝宝心情不好，尤其是进食的时候情绪不佳、哭闹，容易影响食欲，而且也做不到细嚼慢咽，时间长了就会损伤脾胃，引起消化不良、食积、厌食。

坏情绪影响宝宝的消化

教育宝宝要注意时机和场合，但是很多家长并没有意识到这一点，喜欢在饭桌上询问宝宝的学习等情况，稍不如意就横加指责，或者向宝宝灌输一些大道理，让宝宝情绪变差，而情绪的好坏直接影响到宝宝的消化功能。坏情绪会通过神经反射作用影响胃肠的消化功能，导致食欲

不振、消化功能紊乱。

就餐时，中枢神经和副交感神经适度兴奋，消化液开始分泌，胃肠就开始蠕动，出现饥饿感。食物进入胃肠道后需要经过消化液的作用并通过肠壁吸收其营养成分。每当就餐时，消化腺就会分泌消化液。这个消化过程是一个在大脑神经支配下的条件反射活动。如果宝宝在吃饭时遭到家长的批评和训斥，已经兴奋起来的消化腺就会受到抑制，消化液的分泌就会减少，即使食物吃进肚子里，也不能得到充分消化，难以吸收。长此以往，就会造成宝宝食欲不振、营养不良，最终引起疾病。

训斥不利于宝宝的成长

家长在餐桌上训斥宝宝是很不明智的行为，不仅起不到教育作用，还会增加宝宝的心理压力和负担，影响宝宝的身体健康。

家长在餐桌上训斥宝宝，甚至体罚宝宝，宝宝会产生惊恐、抑郁等不良情绪，用餐时边吃边哭，很容易在抽泣时将食物吞咽到气管里去，引起强烈的呛咳，甚至呼吸受阻危及生命。

家长对宝宝的教育要有耐心，让宝宝从小就养成自己选择的习惯。在宝宝能拿得动勺子时，就引导宝宝自主进食。宝宝爱吃什么就自己夹取，让宝宝细嚼慢咽，家长要用灿烂的微笑鼓励和赞美宝宝，让宝宝感受到饭的香甜，尽可能为宝宝创造一个良好的就餐环境，让宝宝愉快地就餐，健康地成长。

饮食禁忌，这些食物会伤脾胃

有些食物可能对宝宝脾胃不利，影响消化，对宝宝健康造成危害，家长应避免让宝宝食用。

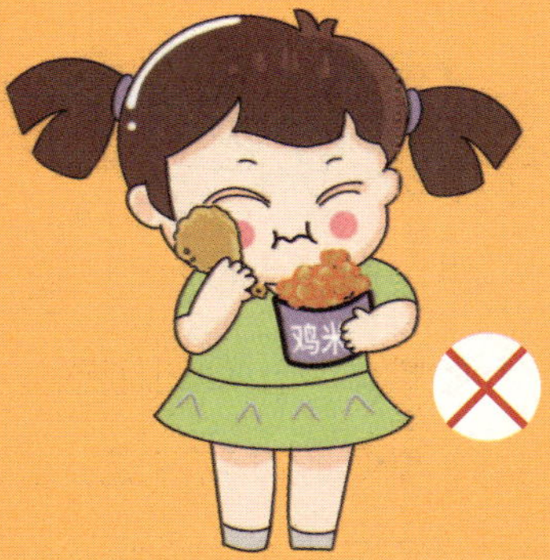

少吃油炸食物

油炸食物脂肪含量高，宝宝常吃还会造成肥胖。

油炸食物

很多宝宝喜欢吃油炸食物，如炸鸡块、油条、油饼、炸薯条、炸虾片等，这些食物香脆可口，很吸引宝宝，但油炸食物富含油脂和脂肪，而这两种物质堆积在胃里就会引发疾病。油脂在高温下会产生一种叫“丙烯酸”的物质，这种物质很难被消化。宝宝食用后，会加重脾胃的负担，引起消化不良，严重者可能导致厌食症。因此，宝宝不宜吃油炸食物，尤其在6岁以前更不宜吃。家长最好给宝宝制作蒸、煮、炒制的食物，这样的食物营养流失较少，对宝宝的健康有益。

没熟透的食物

一般食物经过高温烹饪后，所含的细菌都会被杀死，但如果没有熟透就拿来给宝宝吃，则可能有残留的细菌。宝宝脾胃等脏腑脆弱，一旦食用了这些食物，就会导致腹泻，或患上寄生虫病。因此，家长在为宝宝烹饪食物时，最好烹制时间长一些，要待食物熟透后再给宝宝食用。

烧烤食物

宝宝常吃烧烤食物不仅不利于营养吸收，还会损害身体健康。在烧烤的过程中，肉类会散发诱人的香气，虽然非常吸引人，但随着肉质的烤熟，肉类中含有的蛋白质会发生变性，其利用率也大大降低，氨基酸与维生素也会被破坏。因此，宝宝长期食用烧烤类食物会影响营养的摄入，导致营养不良。此外，在烧烤过程中，食物会产生致癌物质，一旦有害物质通过皮肤、消化道、呼吸道等途径进入人体，便会慢慢累积，有引发癌症的隐患。

方便食品

市场上方便食品各种各样，只要打开包装简单处理一下就可以食用，而且味道可口，如方便面、罐头，包装成的蛋、肉等。但这些食物中都不同程度地含有食用色素、香料、防腐剂等物质，热量很高，营养价值却很低。虽然这些食物可以快速解决宝宝的饥饿问题，但如果经常给宝宝食用，不仅会养成宝宝偏食、挑食、厌食、爱吃零食的习惯，而且容易造成宝宝营养失调，影响宝宝生长发育和身体健康。因此，忌给宝宝常吃方便食品。

太过油腻的食物

动物油脂主要是由动物的脂肪通过加热提炼而成的，可在烹调食物时使用。但这样的油脂中，饱和脂肪酸含量较高，宝宝常食会导致体内胆固醇含量过高，引起脂质代谢紊乱，诱发肥胖，为成年后患心脑血管疾病埋下了隐患。此外，过于油腻的食物，还会影响宝宝的食欲，使宝宝厌食、偏食，不利于宝宝生长发育。因此，家长最好选用植物油给宝宝烹制食物，同时，尽量控制宝宝对脂肪的摄入，避免宝宝肥胖。

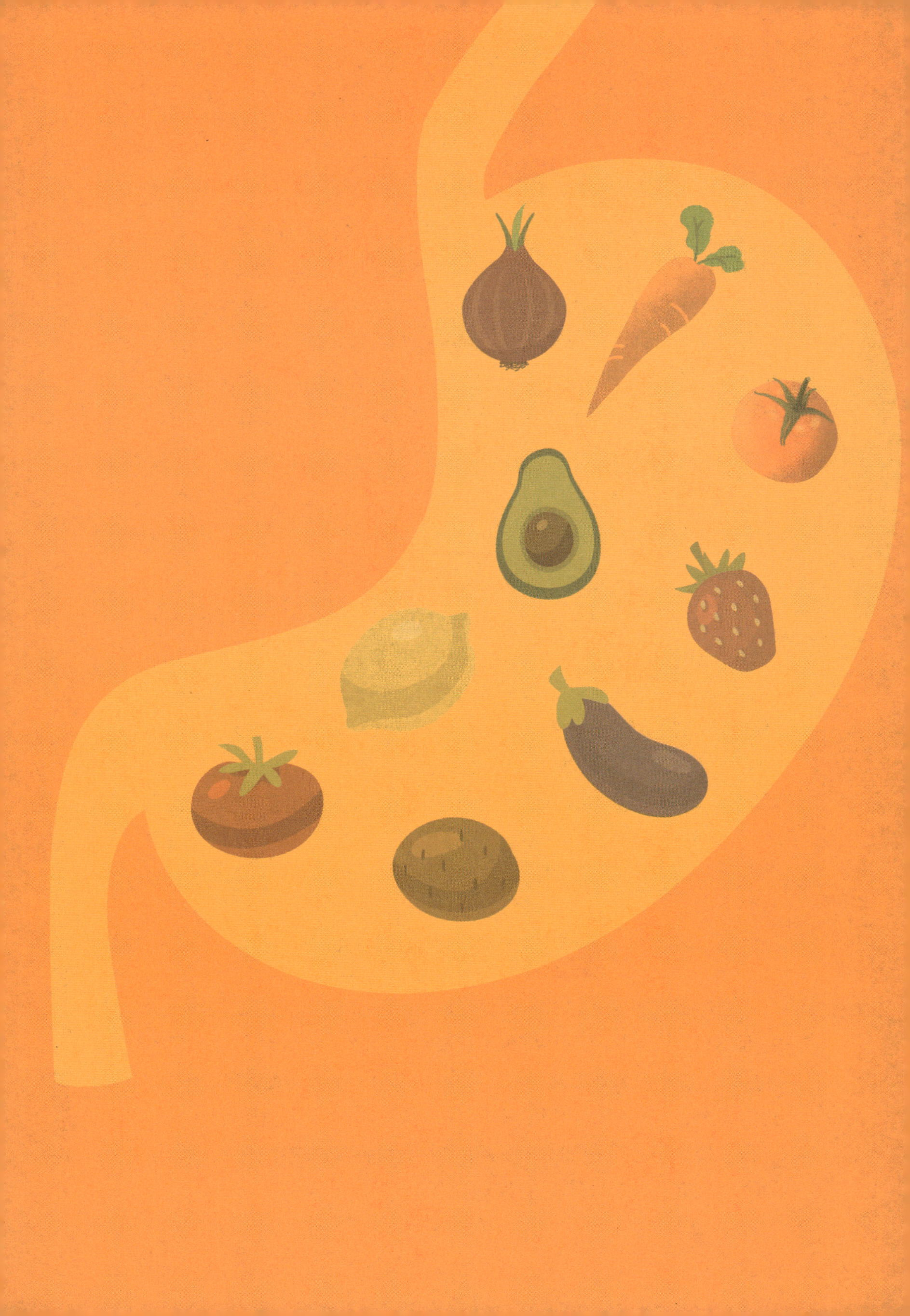

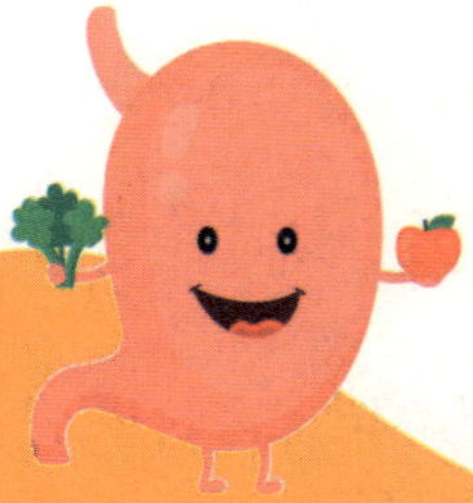

第四章

健脾胃明星食材，宝宝常吃身体棒

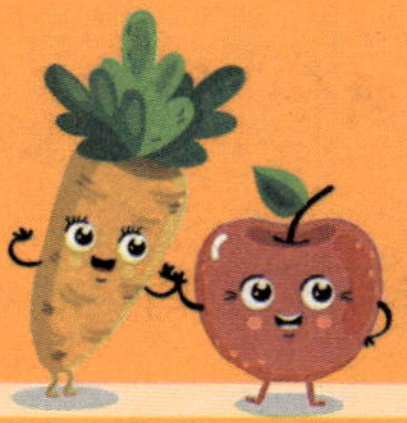

脾胃功能的好坏关系到宝宝的身体发育状况。看着别人家的宝宝大口吃饭，而自己家的宝宝喂养非常的困难，家长肯定会特别的着急。本章为家长们提供了一些健脾养胃的明星食材，常给宝宝吃有助于调养出好脾胃。

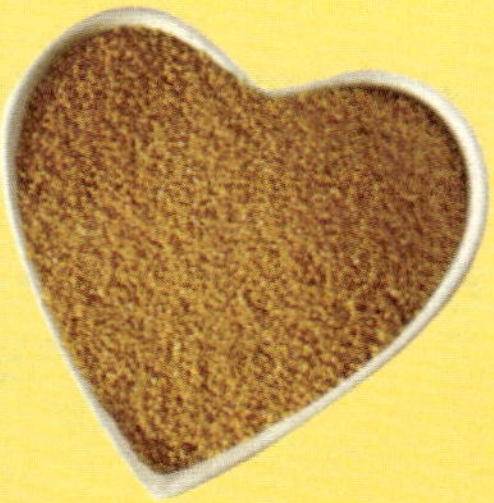

小米

性凉，味甘、咸，归脾、胃、肾经

我国自古就有吃小米的传统。谷子又称粟，古时也称禾，脱皮后即为小米。小米的膳食纤维含量在粗粮中偏低，口感细腻而容易消化，宝宝常吃些小米能强健脾胃。

小米能润养脾胃

小米具有健脾和胃、和中益肾、补益虚损、除热、解毒的功效，适用于调理脾胃虚热、反胃呕吐、消渴、泄泻等。《本草纲目》中这样记载小米的功效：“治反胃热痢，煮粥食，益丹田，补虚损，开肠胃。”意思是说，有反胃、呕吐等不适时，可喝些小米粥，能润养脾胃。

这样搭配更健脾胃

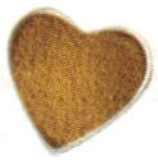
小米
+
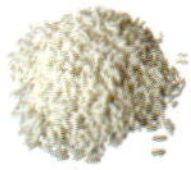
糯米
= 温胃养胃

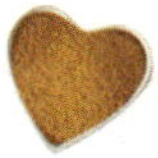
小米
+
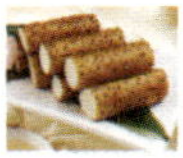
山药
= 强健脾胃

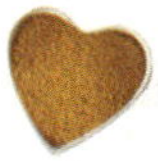
小米
+
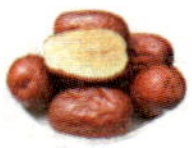
红枣
= 益气健脾

这样吃，对宝宝脾胃好

1. 用小米煮粥时，上面浮的一层细腻的黏稠物——粥油，具有很强的滋补脾胃的作用，最适合脾胃虚弱、消化功能不好的宝宝食用。

2. 小米中缺乏赖氨酸，宜搭配其他五谷杂粮或肉、蛋等一同食用，以保证营养均衡。

3. 小米性稍偏凉，体质偏虚寒、小便清长的宝宝应少吃。

胡萝卜小米粥

——健脾养胃

材料： 小米 100 克，胡萝卜 100 克。

做法：

1. 小米洗净；胡萝卜去皮，切丝。

2. 把水烧开，加入小米和胡萝卜丝同煮约 15 分钟，煮至小米软糯即可。

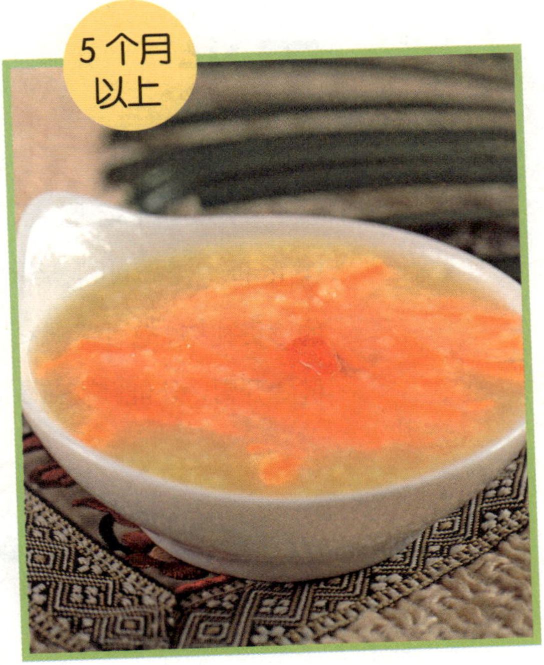

黑芝麻小米粥

——和胃健脾，益气和血

材料： 黑芝麻 30 克，小米 100 克，冰糖适量。

做法：

1. 黑芝麻炒熟，碾碎；小米洗净。

2.锅里放入水，烧开后放入小米、黑芝麻粉，以小火熬煮，待粥熟后放入冰糖煮化即可。

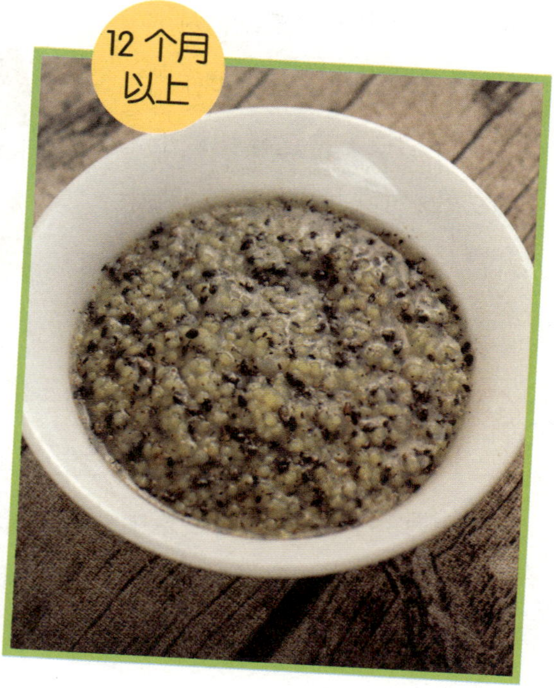

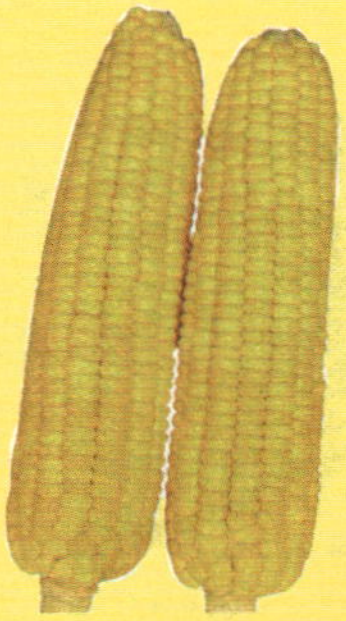

玉米

性平，味甘，归大肠、胃经

玉米又名玉蜀黍、玉高粱、包谷、玉麦等。玉米大约在16世纪传入我国，当时外国使节把玉米作为晋见皇帝的珍贵礼物，故有“御麦”之称。宝宝常吃些玉米不仅能健脾开胃，还能健脑益智。

玉米能调中开胃

玉米富含的B族维生素，对调理胃溃疡有益；其富含的膳食纤维能促进胃肠蠕动，对宝宝的便秘能起到一定的缓解作用。《本草纲目》中这样记载玉米的功效：气味甘平，无毒，调中开胃，根叶主治小便淋漓。

这样搭配更健脾胃

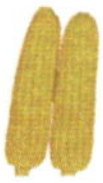
玉米
+
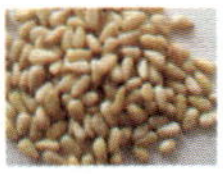
松子仁
= 开胃健脾

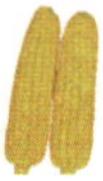
玉米
+
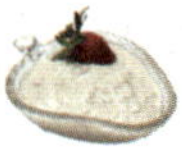
酸奶
= 健胃消食

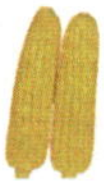
玉米
+
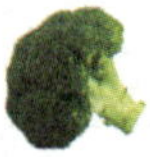
西兰花
= 健脾胃、助消化

这样吃，对宝宝脾胃好

1. 宝宝吃玉米时，家长应让宝宝小口慢啃，最好不要吃得太快，要尽可能啃干净，以免丢掉玉米中的营养精华。另外，还要叮嘱宝宝把玉米嚼碎，玉米嚼不碎不利于消化，易引起肠胃不适。

2. 如果宝宝胃肠功能不太好，家长宜用玉米面熬糊糊给宝宝吃，比直接吃玉米棒更养胃。

芋头玉米泥

—— 健脾开胃，增强免疫力

材料：芋头 50 克，新鲜玉米粒 50 克。

做法：

1. 芋头去皮，洗净，切成块，煮熟；玉米粒洗净，煮熟。
2. 将煮熟的芋头用汤勺背面压成泥状，倒入玉米粒，搅拌均匀即可。

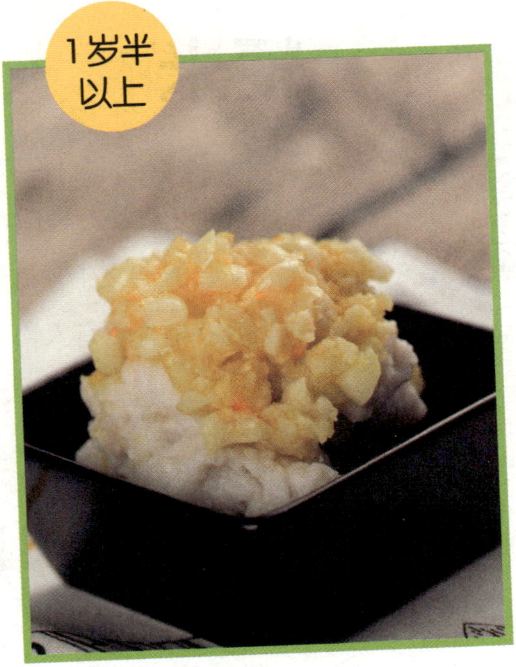

玉米面馒头

—— 健脾利湿

材料：玉米面 500 克，面粉、碱、酵母粉各适量。

做法：

1. 玉米面中加入面粉、酵母粉、水和匀，揉成团，放在温暖处发酵。
2. 发酵好后放入碱水，揉好，切成小块，揉成小馒头，饧 20 分钟后，放蒸锅内以大火蒸 20 分钟即可。

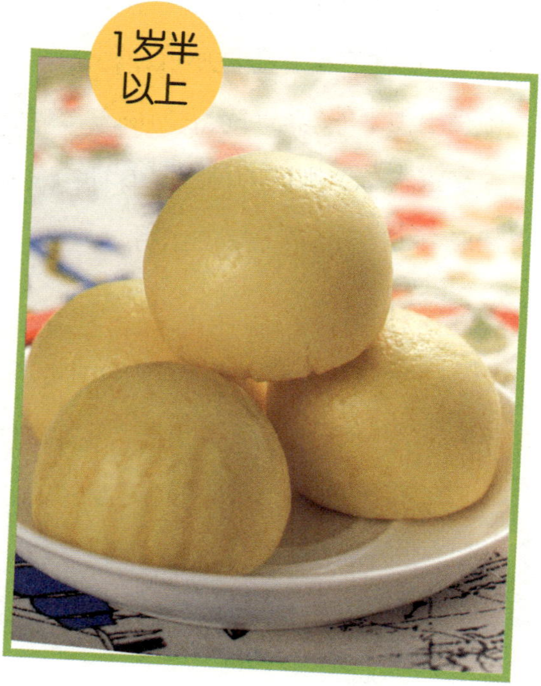

粳米

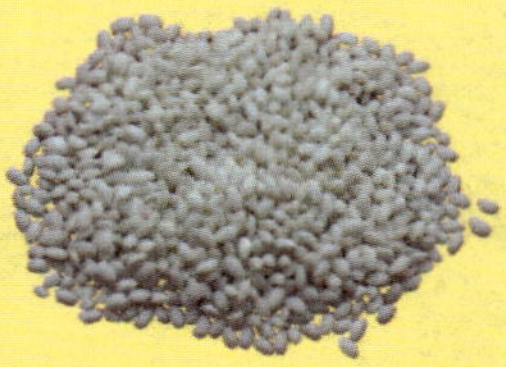

性平，味甘而淡，归脾、胃经

粳米是粳稻的种仁，在中国作为食物已有 2000 多年的历史。五谷之中，粳米的食用最多、最广。可以说，粳米几乎适合所有人食用，尤其适合脾虚的宝宝。

粳米能补脾胃、壮气力

粳米能补气、健脾和胃、除烦渴，尤其适合营养不良、慢性胃炎、肠炎人群食用。唐代医药学家孙思邈在《千金要方·食治》中指出粳米能“养胃气、长肌肉”，《食鉴本草》则认为粳米具有补脾胃、壮气力、养五脏的作用。

这样搭配更健脾胃

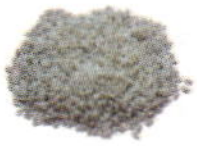
粳米
+
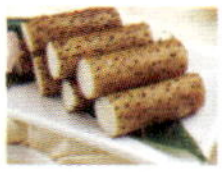
山药
= 滋养脾胃

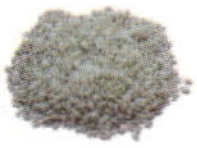
粳米
+
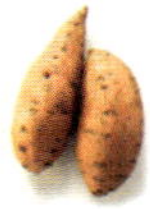
红薯
= 通便益胃

这样吃，对宝宝脾胃好

1. 粳米加适量水煮沸后继续煮 5 分钟，取米汤饮用，连服数日，对病后食欲不佳的宝宝可起到养胃生津的作用。

2. 将焦黄的粳米锅巴研碎食用，有助于缓解因脾胃虚弱、消化不良引起的腹泻症状。

3. 将粳米炒焦，加水烧沸后取米汤饮用，对泄泻、呕吐及婴儿吐乳有较好疗效。

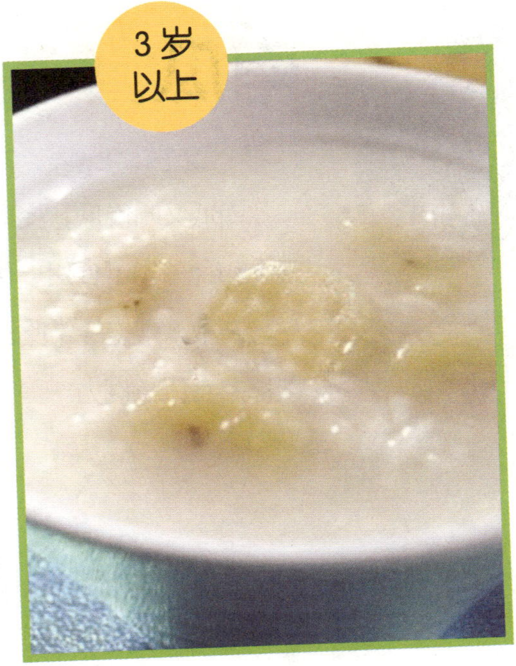

香蕉粳米粥

—— 清脾滑肠，助消化

材料： 香蕉 2 根，粳米 100 克，冰糖适量。

做法：

1. 香蕉去皮，撕掉筋，切成丁，盛入盘中备用；粳米用水淘洗干净，控干水后，盛入碗中备用。
2. 取锅洗净放于灶上，加入水、粳米，先用大火煮沸后再用小火熬煮。待粥将熟时，加入切好的香蕉丁、冰糖，搅拌均匀，继续煮至香蕉入味即可。

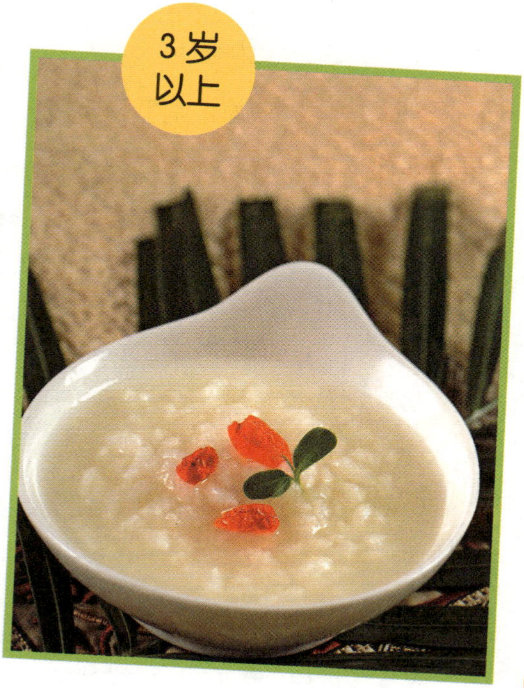

枸杞粳米粥

—— 滋阴健胃，明目

材料： 枸杞子 50 克，粳米 150 克，盐适量。

做法：

1. 粳米用冷水泡 20 分钟，洗净备用；枸杞子用水洗净。
2. 锅内加水烧开，加入粳米煮 5 分钟，再加入枸杞子同煮 20 分钟，待粳米煮开花后加盐调味即可。

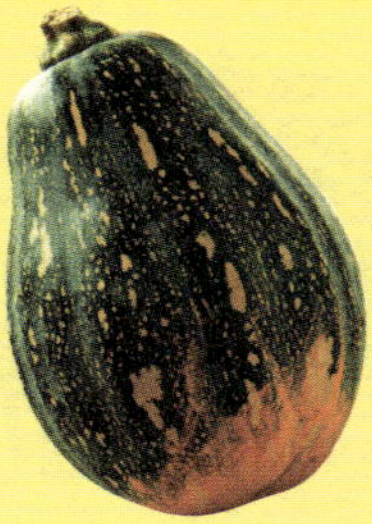

南瓜

性温，味甘，归脾、胃经

南瓜又叫倭瓜、金瓜、饭瓜、番瓜、伏瓜等，南瓜的果肉和种子均可食用，花也可以食用，既能当蔬菜，又能充当杂粮。宝宝经常吃些南瓜，不仅能健脾养胃，还有助于提高身体免疫力。

南瓜能保护胃肠道黏膜

中医认为，南瓜对于养护脾胃很有好处，能补中益气、健脾暖胃，可用于脾胃虚寒引起的乏力倦怠、胃寒纳呆、食少腹胀等症。

现代营养学认为，南瓜含有的果胶能保护胃肠道黏膜免受粗糙食物的刺激，适合胃病患者食用。并且，南瓜所含成分还能促进胆汁分泌，加强胃肠蠕动，有助于消化食物。

这样搭配更健脾胃

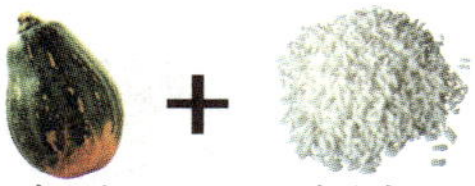

南瓜 + 糯米 = 健脾益气

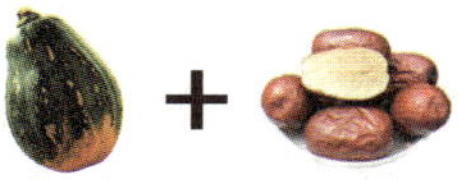

南瓜 + 红枣 = 补脾胃、安神

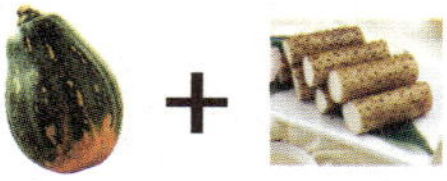

南瓜 + 山药 = 补益脾胃

这样吃，对宝宝脾胃好

1. 南瓜的颜色越偏橙红、橙黄，其胡萝卜素的含量越高，营养价值越高。

2. 煮粥时加几块南瓜煮成南瓜粥，养胃效果颇佳。此外，南瓜蒸着吃或煮汤食用，都有助于养护肠胃。

南瓜浓汤

—— 保护胃黏膜

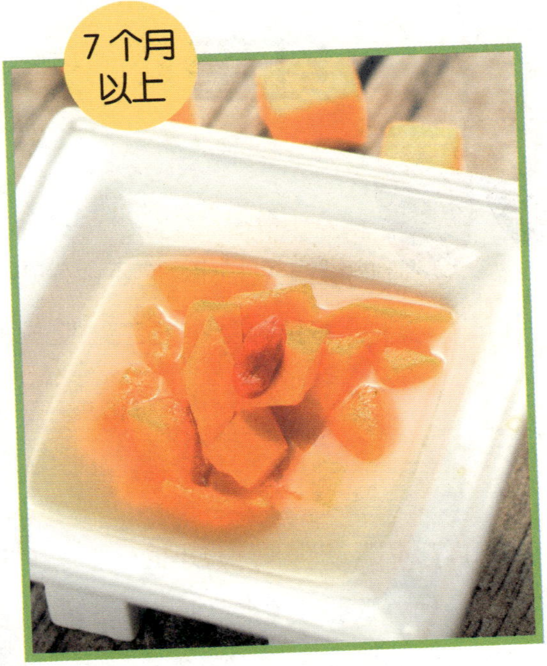

材料： 南瓜 200 克，高汤 100 毫升，鲜牛奶 50 毫升。

做法：

1. 将南瓜削皮、去籽，洗净后切丁。

2. 将南瓜丁、高汤放入大碗中，送入蒸锅蒸至南瓜熟软，淋入煮沸的牛奶即可。

南瓜百合蒸饭

—— 健脾润肺

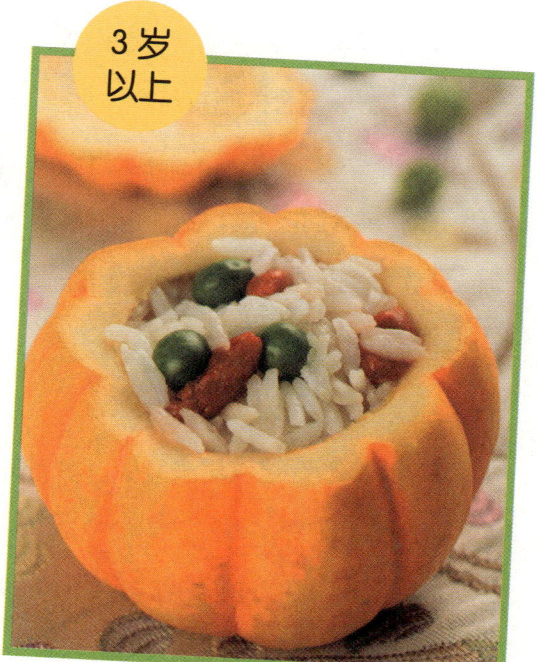

材料： 小南瓜 1 个，大米 150 克，豌豆粒少许，鲜百合 30 克，冰糖、枸杞子各适量。

做法：

1. 鲜百合逐瓣掰开，洗净；大米淘洗干净；锅中放入冰糖，加沸水溶化；南瓜洗净，将顶部打开，去籽、瓤，做成南瓜盅备用。

2. 将大米、豌豆粒、枸杞子、百合装入南瓜盅内，倒入溶化的冰糖汁，水量为没过材料约 2 厘米，加盖蒸 30 分钟即可。

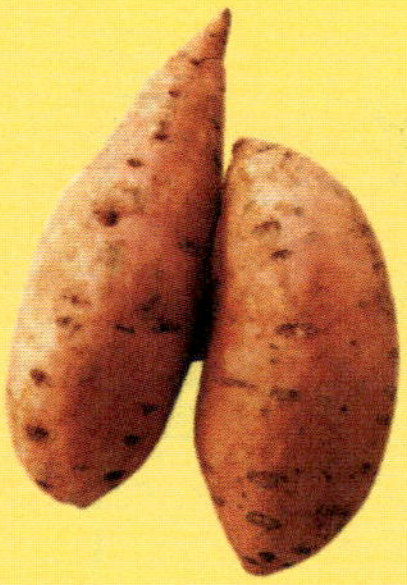

红薯

性平，味甘，归脾、胃、大肠经

红薯又叫地瓜、白薯、甘薯等。红薯的淀粉含量丰富，与土豆相比，它还含有更多的膳食纤维、果胶、维生素及多种矿物质。宝宝常吃些红薯有利于补脾养胃。

红薯能增强脾胃功能

《本草纲目》《本草纲目拾遗》等书中记载，红薯有“补虚乏，益气力，健脾胃”的功效。现代研究表明，红薯所富含的膳食纤维，能刺激肠胃蠕动和消化液的分泌，保护肠胃。早餐时吃些红薯，可以补脾益气，改善脾胃功能，缓解胃部不适等。

这样搭配更健脾胃

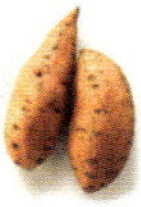
红薯
+
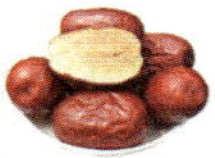
红枣
= 健脾养胃

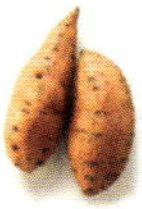
红薯
+
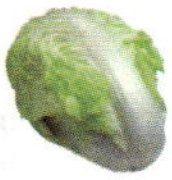
大白菜
= 预防胃肠胀气

这样吃，对宝宝脾胃好

1. 红薯蒸着吃或用来煮粥，其营养物质更易于被人体吸收，并具有较好的养胃功效。

2. 一次不宜吃过多的红薯，不然会使人腹胀、打嗝、排气。

3. 不宜空腹吃红薯，空腹吃容易反酸、烧心。

4. 食用红薯时，如出现吐酸水或“烧心”感，吃点儿带咸味的食物就能缓解。

蒸红薯芋头

——益气力，健脾胃

材料：红薯、芋头各 50 克。

做法：

1. 将红薯和芋头洗净，放在高压锅内蒸熟。

2. 红薯和芋头分别去皮，用勺背压成泥状，搅拌均匀即可。

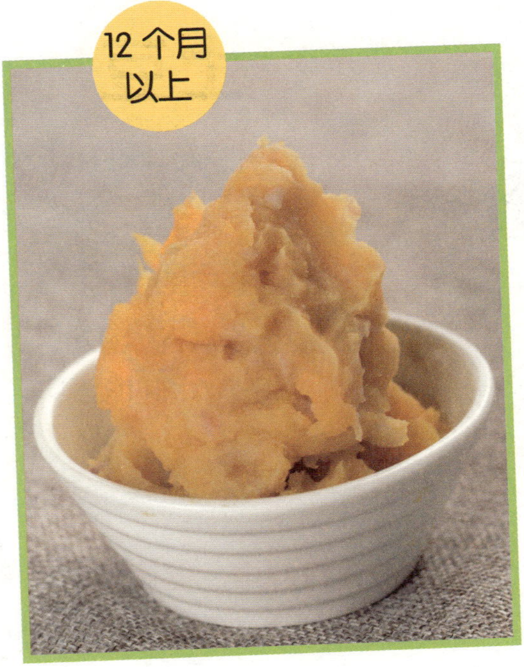

红薯拌胡萝卜

——健脾胃，明目

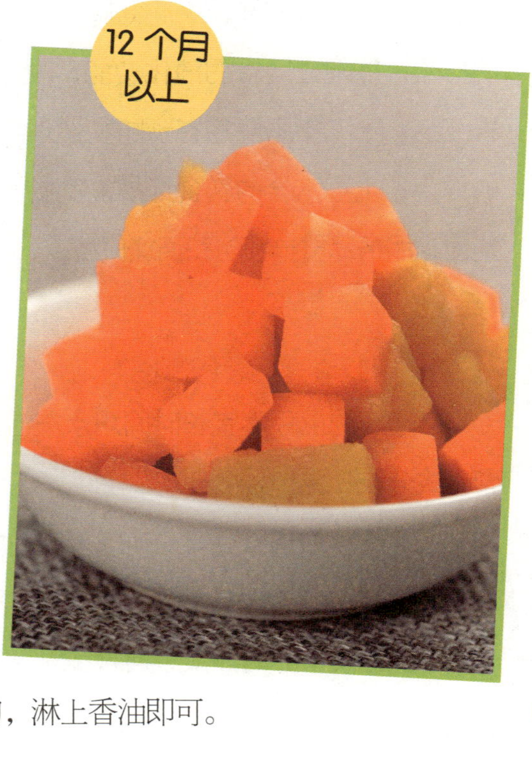

材料：红薯块100克，胡萝卜块50克，盐、白糖、香油各适量。

做法：

1. 锅中加水烧开，将红薯块和胡萝卜块放入锅中煮 1 ~ 2 分钟至熟，捞出沥干水分。

2. 将煮好的红薯块和胡萝卜块放入碗中，加盐和少量白糖拌匀，淋上香油即可。

土豆

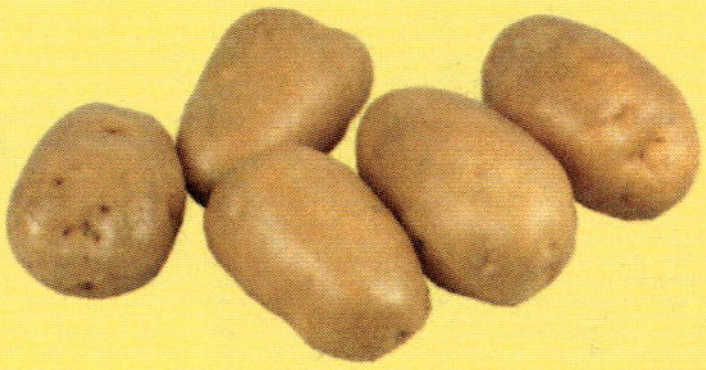

性平，味甘，归胃、大肠经

土豆，学名马铃薯，别名洋山芋、洋番薯、山药蛋，它和水稻、小麦、玉米、燕麦被称为“世界五大粮食作物”。土豆既能当主食，又能当菜肴，还能当零食。

土豆可和胃调中、健脾益气

土豆所含的膳食纤维细嫩，不会刺激胃肠黏膜，有减少胃酸分泌的作用。常吃土豆有和胃调中、健脾益气的作用，能促进脾胃的消化功能，对胃溃疡、十二指肠溃疡有预防和调理的作用；土豆富含的膳食纤维能宽肠通便，能帮助宝宝预防和调理便秘。

这样搭配更健脾胃

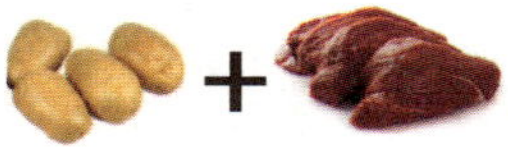

土豆 + 牛肉 = 补脾胃、益气血

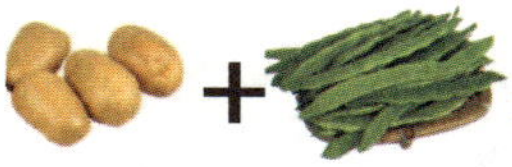

土豆 + 豆角 = 健脾补肾

这样吃，对宝宝脾胃好

1. 切好的土豆不宜长时间用水浸泡，泡太久会造成水溶性维生素等营养成分流失。

2. 带皮蒸的整土豆营养损失更少，尤其是维生素 C 保留得更多，是最营养的吃法。

3. 土豆皮下面的汁液中富含多种营养素，削土豆皮时只需削掉薄薄的一层就可以了。

西蓝花土豆泥

——开胃健脾，补肝益肾

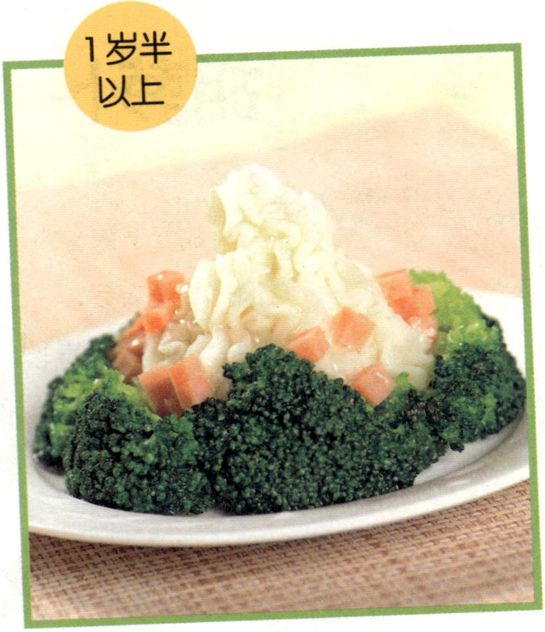

材料： 土豆100克，西蓝花50克，火腿20克，盐适量。

做法：

1. 土豆洗净，切片，蒸熟，压成土豆泥，加盐搅拌均匀；火腿切丁；西蓝花掰成朵，洗净后在滚水中烫至熟。

2. 将土豆泥倒入裱花袋中，再挤入盘中，加火腿丁，将西蓝花码放在周围即可。

蛋奶土豆布丁

——养胃，助消化

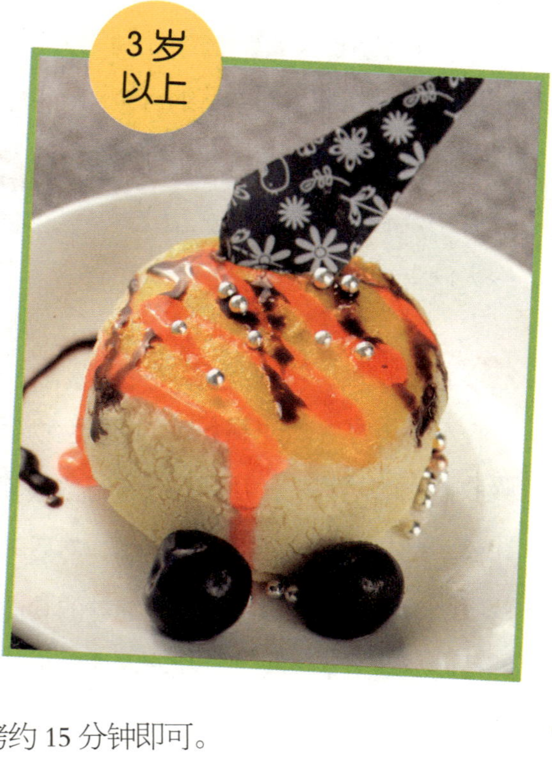

材料： 土豆250克，奶油50克，鸡蛋4个，白糖150克。

做法：

1. 土豆洗净，切片，蒸熟，压成土豆泥；将鸡蛋蛋黄、蛋清分开，蛋清搅打至膨松，与土豆泥、蛋黄、白糖、奶油搅拌均匀即成土豆糊。

2. 将土豆糊舀入布丁模具内，置入炉温为200℃的烤箱中烘烤约15分钟即可。

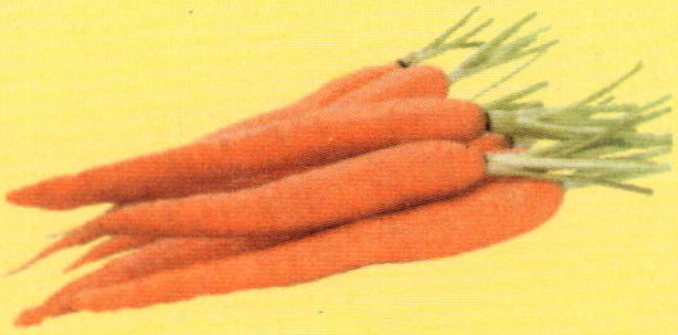

胡萝卜

性平，味甘，归脾、肝、肺经

胡萝卜被誉为“小人参”，一方面因为胡萝卜的形状像人参，另一方面就是胡萝卜的营养丰富。宝宝常吃些胡萝卜，不仅能健脾胃，还能起到提高免疫力、保护视力的作用。

胡萝卜能健胃消食，改善厌食

胡萝卜能健脾消食、润肠通便，对食欲不振、腹胀者可起到较好的调理作用。《本草纲目》中这样记载胡萝卜的功效：“下气补中，利胸膈肠胃，安五脏，令人健食，有益无损。”

这样搭配更健脾胃

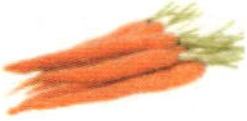 + 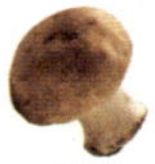 = 益脾胃、增食欲

胡萝卜 香菇

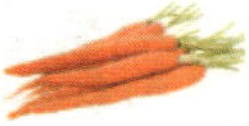 + 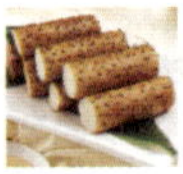 = 健脾胃、益肾

胡萝卜 山药

这样吃，对宝宝脾胃好

胡萝卜富含的胡萝卜素属脂溶性物质，只有在油脂中才能被很好地吸收。熟吃胡萝卜，并且在烹饪时接触到油脂，才能达到这样的效果。比如，把胡萝卜蒸熟，直接食用，然后再喝一杯牛奶，或者吃些鱼肉，或者吃个鸡蛋，或者配合点用油炒的其他菜肴，其中都含有脂肪，就足够帮助胡萝卜素吸收了。胡萝卜炖肉也是较好的搭配，肉中含有的脂肪能促进胡萝卜素的吸收。

肉末炒胡萝卜

——健脾消食

材料： 猪肉200克，胡萝卜100克，西蓝花、黑木耳、植物油、淀粉、料酒、盐各适量。

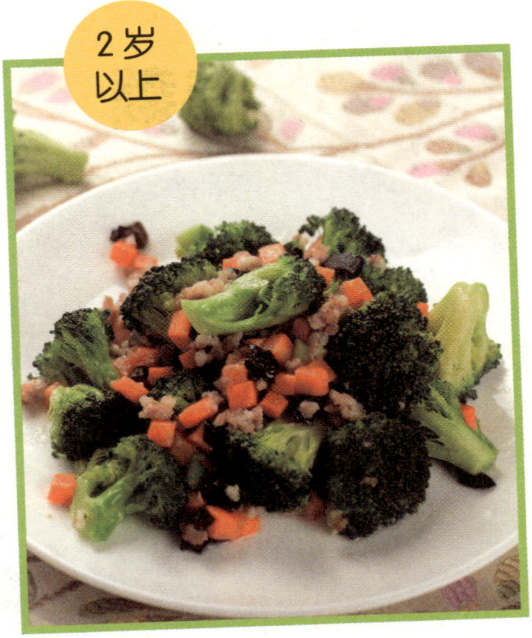

做法：

1. 西蓝花洗净，掰成朵；胡萝卜洗净，切丁，焯烫，沥水备用；黑木耳泡发，洗净，撕碎；猪肉洗净，切末，用盐、料酒、淀粉拌匀上浆，备用。

2. 锅内放入适量植物油烧热，下肉末滑炒至变色后，加入胡萝卜丁、西蓝花、黑木耳，用中火翻炒几下，加少许水，焖5～6分钟，加盐调味即可。

山药胡萝卜排骨汤

——健脾养胃，滋阴补肾

材料： 山药200克，胡萝卜、猪排骨各100克，生姜片、香菜碎、盐、葱、鸡精各适量。

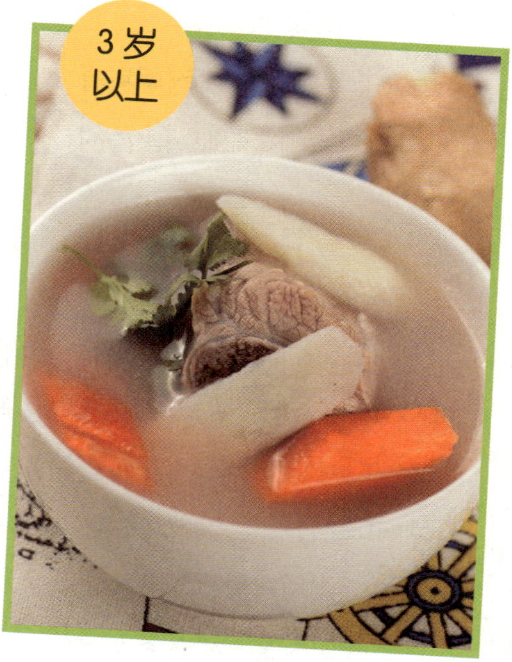

做法：

1. 将山药、胡萝卜、猪排骨洗净，切成块，放入锅中，加水适量。

2. 锅置中火上，炖约2小时，调入盐、生姜片、葱，再煮20分钟，加入鸡精、香菜碎即可。

莲藕

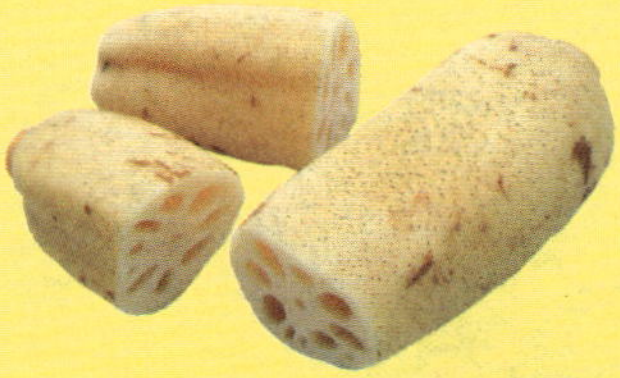

生品性寒，熟品性温，味甘，归心、脾、胃经

莲藕生、熟皆可食，药食皆宜。用其制成的藕粉，还能开胃清热、消食止泻、滋补养身。宝宝常吃些莲藕，对脾胃有很好的养护作用，更利于改善食欲不振的症状。

健脾养胃用熟莲藕

想让莲藕有养胃滋阴、健脾益气的作用，必须将其加工至熟。中医认为，将莲藕加工至熟后，其性由凉变温，虽然失去了清热、消瘀的功能，却对脾胃有益，有养胃滋阴、益血、止泻的功效。

这样搭配更健脾胃

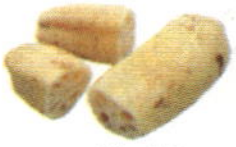
莲藕 ＋ 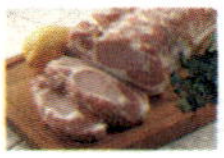
猪肉 ＝ 健脾胃、强体质

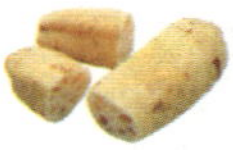
莲藕 ＋ 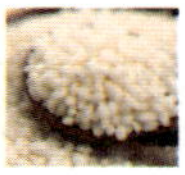
糯米 ＝ 健脾开胃

这样吃，对宝宝脾胃好

1. 用莲藕加工制成的藕粉，既富营养，又易于消化，有调中开胃的功效，是宝宝上好的流质食品和滋补佳品。

2. 尽量挑选藕节较粗、较短的，这样的莲藕成熟度较高，营养更好。

3. 由胃火素旺、偏食辛辣厚味、邪热犯胃、气郁化火等因素引起胃火旺盛，出现口臭、牙龈肿痛、流鼻血、口渴喜冷饮、大便干燥等状况，可以用生莲藕来清热降火。

莲藕汤

—— 补脾胃、益气血

材料： 莲藕30克，冬菇15克。

做法：

1. 将莲藕削皮，切片；冬菇放温水中泡发，去蒂，洗净，切片。

2. 锅内加入适量水，放入莲藕、冬菇，用大火煮沸，取汤即可。

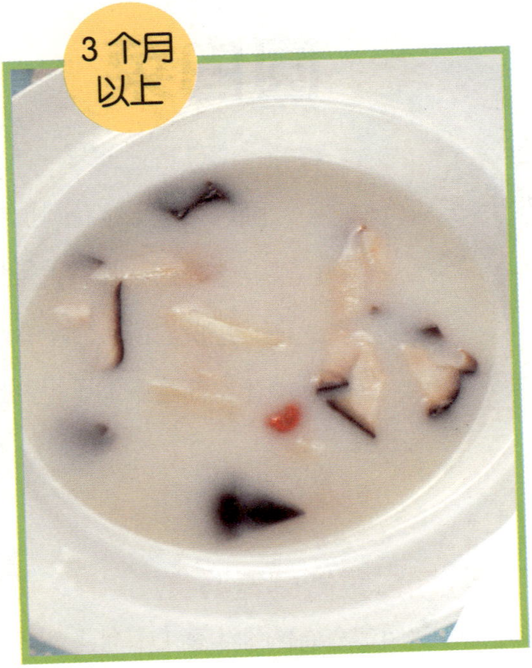

鸡肉炒藕丝

—— 温补肠胃

材料： 鸡肉50克，莲藕200克，酱油、白糖、植物油各适量。

做法：

1. 将鸡肉和莲藕均切成丝。

2. 起锅放油，烧热后，加鸡肉丝，炒到收干时加藕丝，炒透后加酱油、白糖调味即可。

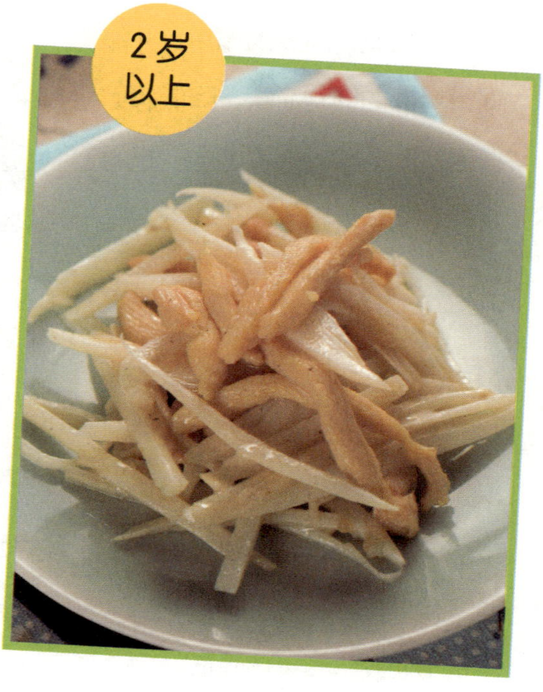

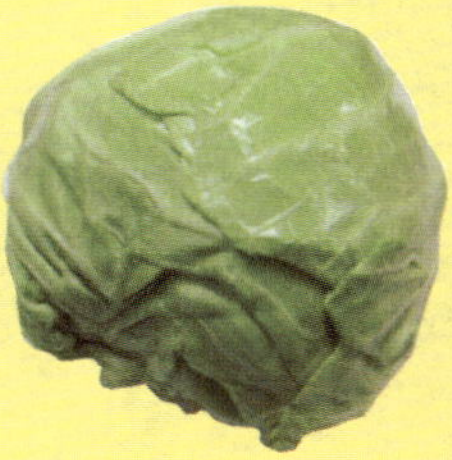

圆白菜

性平，味甘，归胃、大肠经

圆白菜是十字花科植物甘蓝的茎叶，又称包心菜、洋白菜、卷心菜。圆白菜是世界卫生组织曾推荐的最佳蔬菜之一，也被誉为天然胃菜。宝宝常吃些圆白菜不但能养胃、助消化，而且有助于提高抗病能力。

圆白菜能健胃消食

圆白菜含有的维生素 U，能保护胃肠黏膜，可起到预防十二指肠溃疡或胃溃疡的作用，并能保持胃部的细胞活跃，降低病变概率。圆白菜对脾胃虚弱引起的胃脘疼痛、胃胀、消化不良等有较好的食疗效果。

这样搭配更健脾胃

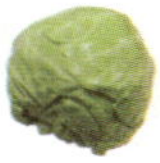
圆白菜
+
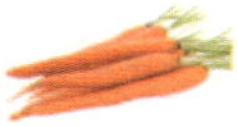
胡萝卜
= 补气健胃、养肝明目

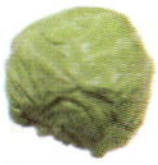
圆白菜
+
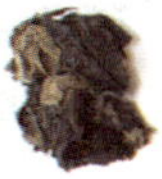
黑木耳
= 滋阴养胃

这样吃，对宝宝脾胃好

1. 用圆白菜腌渍的酸菜富含乳酸，能促进消化酶的活化，其健胃消食的作用比直接食用圆白菜更好。

2. 烹调圆白菜时加些醋调味，能较好地保存圆白菜中的维生素 C。

3. 圆白菜不宜过度烹调，以确保最大限度地保持其所含有的营养素，不使其营养价值降低。

猪肝圆白菜

——健胃消食，养肝明目

材料： 猪肝泥、豆腐各适量，胡萝卜半根，圆白菜叶半片，肉汤、淀粉、盐各适量。

做法：

1. 将圆白菜叶洗净，然后放沸水中煮软；胡萝卜洗净，去皮，切成片；豆腐洗净和肝泥混合，加入少许盐搅匀备用。

2. 把肝泥豆腐放在圆白菜叶、胡萝卜片中间，放肉汤内煮熟即可。

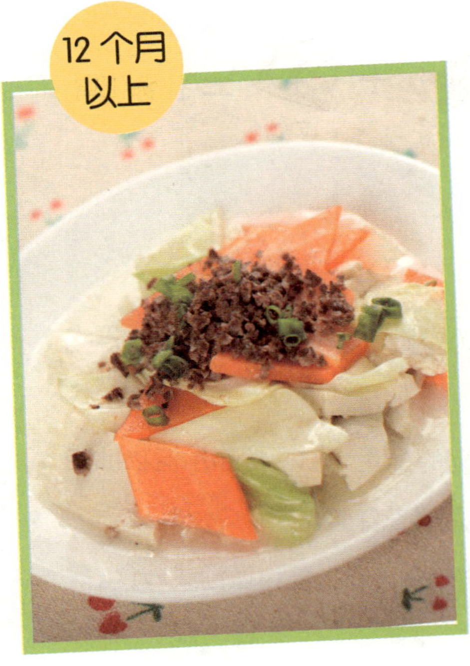

圆白菜煨面

——健脾益胃

材料： 圆白菜 100 克，火腿 50 克，面条 200 克，盐、葱、姜、植物油各适量。

做法：

1. 圆白菜洗净，切丝；葱、姜分别洗净，切末；火腿切小块。

2. 锅置火上，放入适量水，放入面条煮熟后，捞出沥干水分。

3. 另取一锅置火上，放油烧热，爆香葱末、姜末，放入圆白菜丝煸炒，加入适量水，放火腿块、盐、煮好的面条稍煮即可。

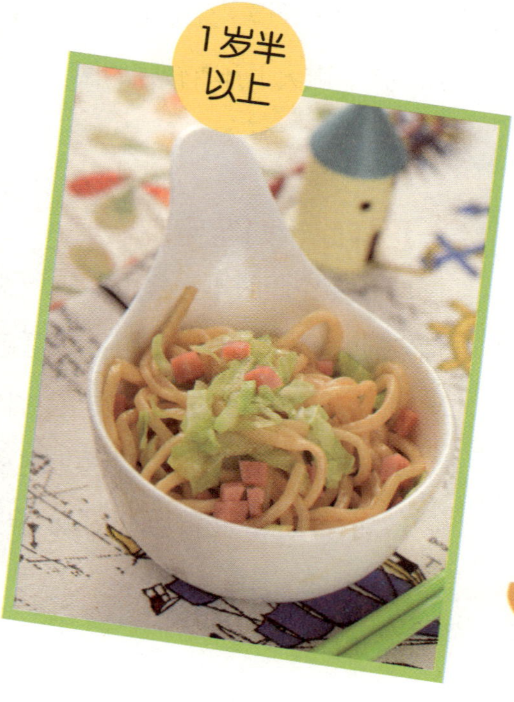

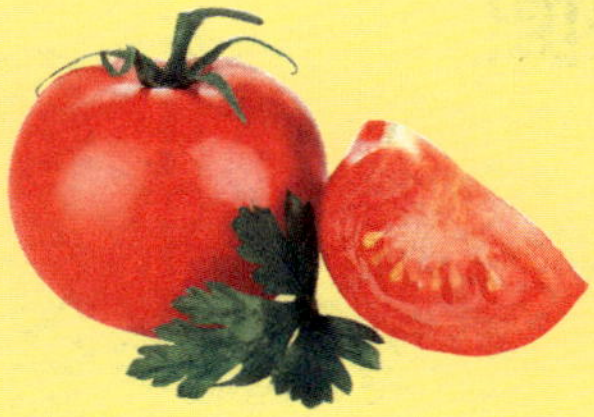

番茄

性凉，味甘、酸，归胃、肝经

番茄是很多宝宝都爱吃的一种比较常见的蔬菜，别名西红柿，生食、熟食均可。番茄含有的苹果酸、柠檬酸等有机酸，能促进唾液和胃液的分泌，可起到助消化的作用。宝宝常吃些番茄能起到健脾消滞的作用。

番茄健脾开胃、促消化

番茄可以生津止渴、健胃消食，适合消化功能欠佳的宝宝食用。番茄性凉，味甘、酸，有清热生津、养阴凉血的功效，对胃热口苦、口干舌燥、牙龈出血、发热烦渴、虚火上升有较好的调理作用。

这样搭配更健脾胃

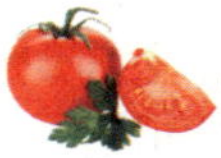
番茄
\+
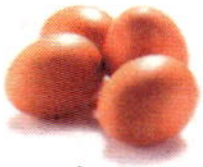
鸡蛋
= 开胃助消化

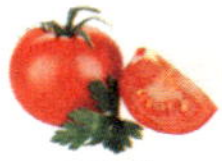
番茄
\+
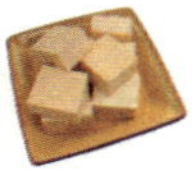
豆腐
= 补脾和胃

这样吃，对宝宝脾胃好

1. 宝宝空腹时不宜食用番茄，因为空腹时胃酸分泌量增多，再吃味道较酸的番茄，胃部容易出现不适感。

2. 番茄带皮生吃，可获得其中丰富的维生素 C；番茄用植物油炒一下或与肉搭配烹调，有助于摄取更多的番茄红素。

3. 番茄性凉，肠胃功能较弱的宝宝不宜生吃，建议做汤或炒食。

番茄洋葱鸡蛋汤

——健胃消食

材料：番茄、洋葱各 50 克，鸡蛋 1 个，海带清汤、盐、白糖、酱油各适量。

做法：

1. 将番茄洗净，焯烫后去皮，切块；洋葱洗净，切碎；鸡蛋打散，搅拌均匀。

2. 锅置火上，放入海带清汤，大火煮沸后加入洋葱、酱油，转中火再次煮沸后，加入番茄，转小火煮 2 分钟。将锅里的番茄和洋葱汤煮沸后，加入蛋液，搅拌均匀加盐、白糖调味即可。

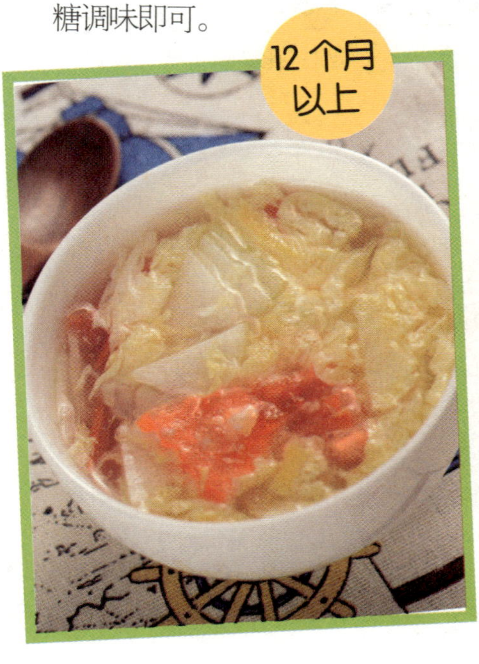

番茄炒鸡蛋

——健脾养胃，助消化

材料：鸡蛋 3 个，番茄 50 克，植物油、葱花、盐、白糖各适量。

做法：

1. 番茄洗净，切块；将鸡蛋打入碗中，加入适量的盐搅拌均匀。

2. 锅置火上，倒入适量油，将打好的鸡蛋倒入，炒熟盛出备用。再起锅，倒入些许油，葱花爆香，放入番茄翻炒，加入已炒好的鸡蛋、糖和盐翻炒均匀即可出锅。

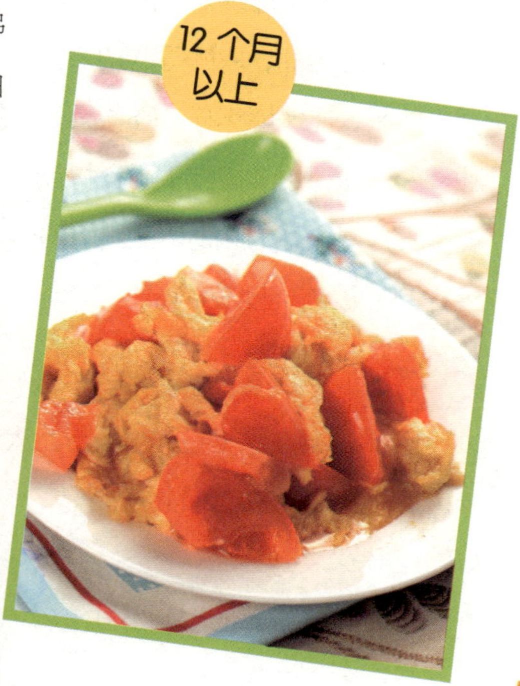

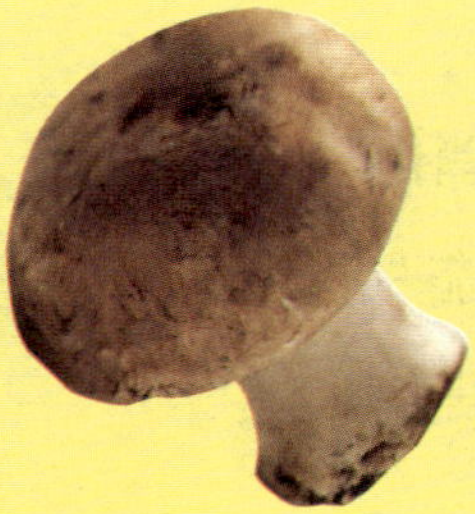

香菇

性平，味甘，归脾、胃、肝经

香菇，又称花菇、冬菇，是世界食用人数较多的食用菌之一。其味道鲜美，香气沁人，营养丰富。宝宝常吃些香菇能健脾养胃，预防和调理消化不良、便秘，还能增强免疫力。

香菇和胃、健脾

香菇具有和胃、健脾、调理胃气的功效，可用于调理消化不良、食欲不振、脾胃虚弱等。因肠胃不适引起的上腹痛，取鲜香菇切片，用水煎服，能缓解疼痛。香菇具有独特的鲜味，用其搭配不同食材都能够发挥出很好的味道，煮出来的菜肴香味更浓，能增强食欲。

这样搭配更健脾胃

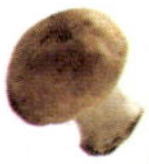
香菇
+
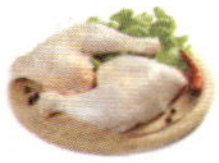
鸡肉
= 健脾益气

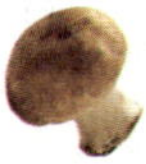
香菇
+
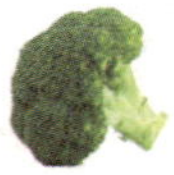
西兰花
= 健脾养胃、增强体质

这样吃，对宝宝脾胃好

1. 干香菇在烘干过程中会产生大量的芳香物质，香味更浓，适合与肉搭配在一起烹调；鲜香菇味淡，口感比较清爽，和素菜一起烹调更好，能增强宝宝的食欲。

2. 泡发干香菇的时间不宜过久，以 20 ~ 40 分钟为佳，不然会使香菇的香味和营养流失。

丝瓜香菇汤

——清热解毒，补脾胃

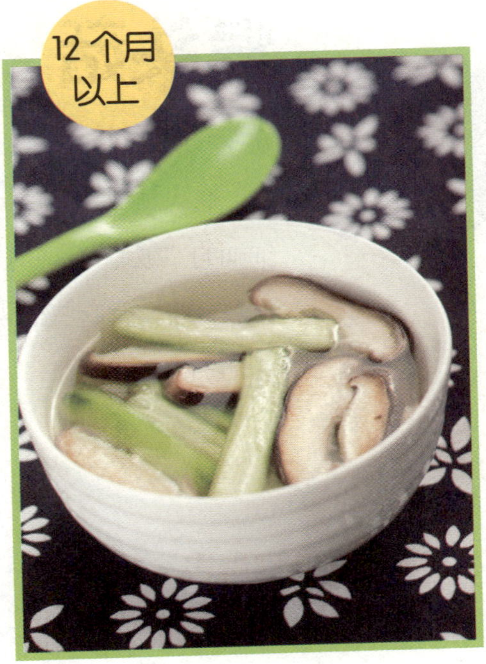

材料： 丝瓜 250 克，香菇 100 克，葱、姜、鸡精、盐、植物油各适量。

做法：

1. 将丝瓜洗净，去皮棱，切开，去瓤，再切成段；香菇用凉水泡发后，洗净，切片。

2. 起油锅，将香菇略炒，加水适量煮沸3～5分钟，加入丝瓜稍煮，加葱、姜、盐、鸡精调味即可。

香菇炒笋片

——健脾消食，利膈爽胃

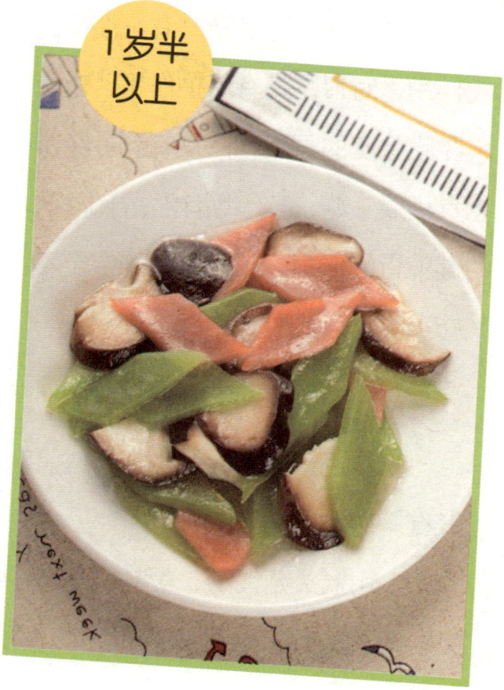

材料： 去皮莴笋 50 克，鲜香菇 100 克，胡萝卜、植物油、盐、葱段、姜片、水淀粉各适量。

做法：

1. 鲜香菇、莴笋分别洗净，切片；火腿切片。

2. 热锅，加入适量油，放入葱段、姜片、火腿炒香，再加入香菇、莴笋煸炒 2 分钟，再放入适量的水，转小火烧 3 分钟，用水淀粉勾芡，加盐调味即可。

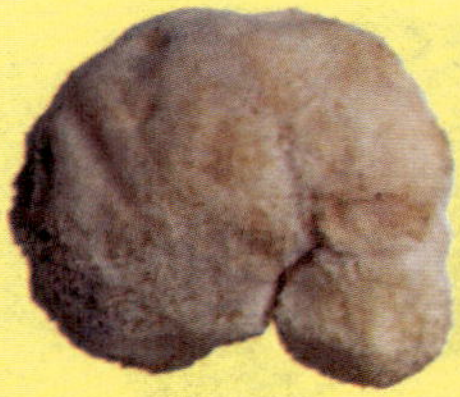

猴头菇

性平，味甘，归脾、胃经

猴头菇与其他蘑菇光秃秃的外表不同，其表面有一层细细的“绒毛”，而且其外形像猴子的头部，因此得名猴头菇。宝宝常吃些猴头菇，不但能养护脾胃，还能增强抗病能力。

猴头菇健脾胃、补虚损

现代医学研究发现，猴头菇中含有珍贵的生物活性物质——猴头菇多糖。猴头菇多糖具有抗溃疡的作用，对胃黏膜有保护作用，对胃黏膜上皮的再生和修复有利。经常食用猴头菇，还有助消化、补虚损、健脾胃的作用，肠胃不好的宝宝不妨多吃一点儿猴头菇。

这样搭配更健脾胃

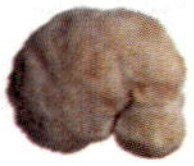
猴头菇

\+

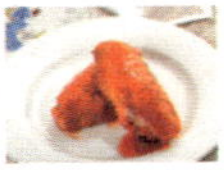
鸡翅

= 健脾胃、补气血

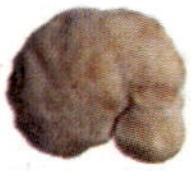
猴头菇

\+

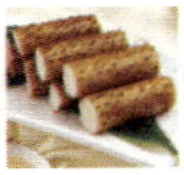
山药

= 脾胃升降

这样吃，对宝宝脾胃好

1. 颜色黄一些、绒毛长一些、老根短一些、个头大一些的猴头菇，其健脾养胃的功效更好。

2. 用猴头菇煲汤、煮粥或绞碎后做丸子吃，更能发挥其养胃的功效。

3. 猴头菇富含膳食纤维，腹泻的宝宝暂不宜食用，以免增加排便次数。

葱油猴头菇

——助消化，补健胃

材料：猴头菇250克，盐、葱油、鸡精、香油各适量。

做法：

1.将猴头菇洗净，改刀切成块状焯水。

2.将猴头菇控干水分，加盐、葱油、鸡精、香油拌匀即可。

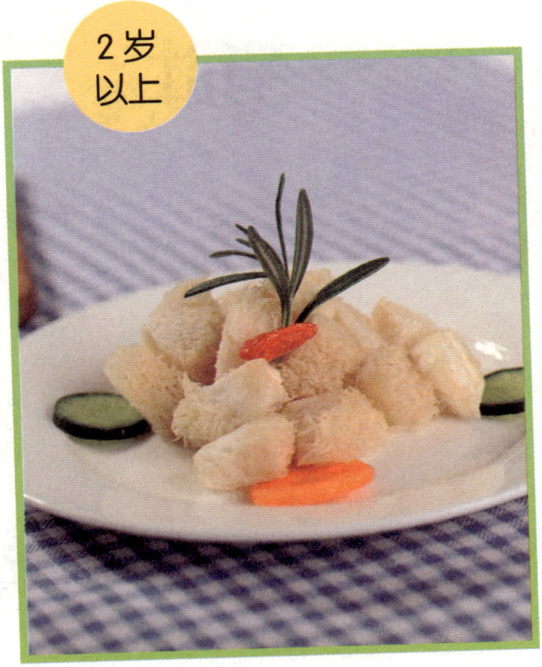

猴头菇鸡肉汤

—— 增强脾胃功能

材料：鸡胸肉 100 克，猴头菇 100 克，枸杞子、姜片、盐、香油各适量。

做法：

1. 将鸡胸肉洗净，切块；猴头菇洗净，撕开；枸杞子洗净，泡发。

2. 锅中放入全部食材，加水，用大火煮沸，转小火煮至食材全熟，加盐、香油调味即可。

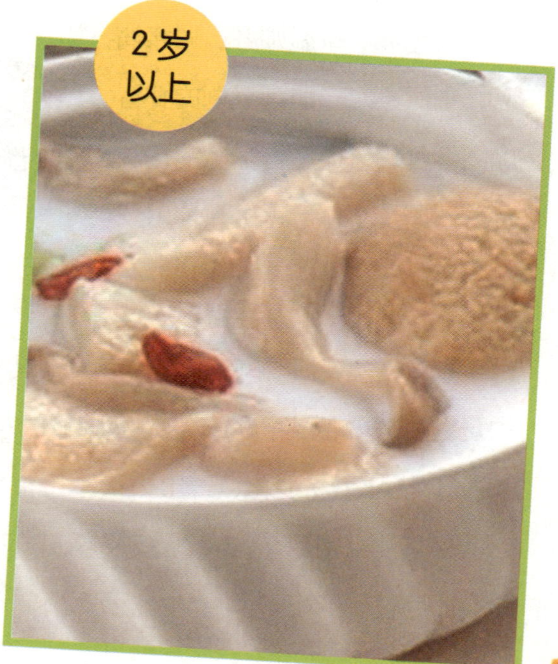

猪肚

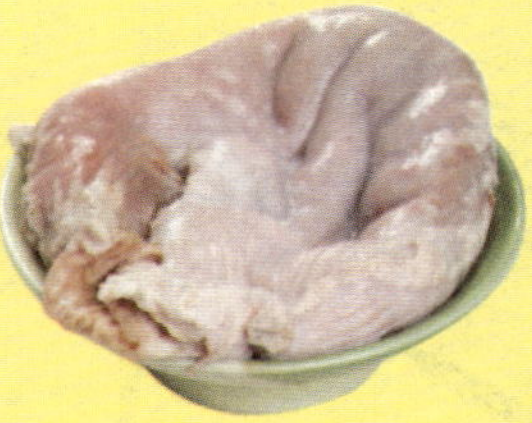

性温，味甘，归脾、胃经

猪肚为猪科动物猪的胃。《中药大辞典》中指出，猪肚“补虚损，健脾胃。治虚劳羸弱、泄泻、下痢、消渴、小便频数、小儿疳积”。宝宝食用猪肚，能强体质、去积食，缓解下痢、泻泄等。

猪肚为补脾胃之要品

《神农本草经疏》中说：“猪肚，为补脾胃之要品。”猪肚有补虚损、健脾胃的作用，尤其适合胃脘冷痛、得温则舒、遇寒痛甚，中气不足、泄泻下痢的脾胃虚寒者食用，还适合虚劳消瘦、食欲不振及小儿疳积之人食用。

这样搭配更健脾胃

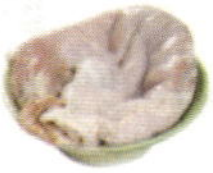

猪肚

\+

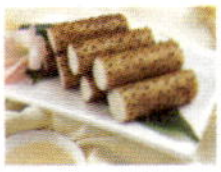

山药

= 健脾补中气

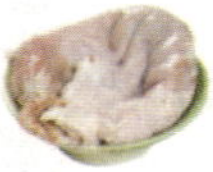

猪肚

\+

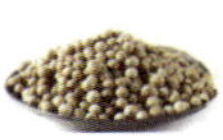

胡椒

= 理气散寒、止胃痛

这样吃，对宝宝脾胃好

1. 清洗猪肚时不宜用碱，因为碱具有较强的腐蚀性，会破坏肚壁的蛋白质，降低猪肚的营养及健脾胃的功效。

2. 猪肚不易消化，宝宝一次不可食用过多，还应细嚼慢咽。

3. 猪肚以组织坚实，黏液较多，外表白色略带浅黄，内部无硬粒、硬块的为佳。

娃娃菜炖猪肚

——养胃生津，健脾

材料： 猪肚300克，娃娃菜150克，奶汤、蒜片、姜片、盐、料酒、醋、胡椒粉、鸡精、植物油各适量。

做法：

1. 猪肚收拾干净，切条，放入沸水中，加料酒，汆水后捞出备用；娃娃菜取叶，洗净，切成片。

2. 锅置火上，倒油烧热，炒香姜片、蒜片，放入肚条翻炒，烹入料酒，加入奶汤煮开，放入娃娃菜叶、盐煮至熟，加鸡精、醋、胡椒粉即可。

酸菜猪肚汤

——补虚损、健脾胃

材料：

熟猪肚1/2个，酸菜50克，姜片、蒜片、葱花、泡椒、泡椒水、胡椒粉、盐、植物油各适量。

做法：

1. 猪肚切条；酸菜洗净，切丝。

2. 锅置火上，倒油烧热，炒香姜片、蒜片、葱花，放入酸菜丝翻炒均匀，加泡椒、泡椒水和适量水，大火烧开后转小火煮10分钟，放入猪肚煮5分钟，加盐、胡椒粉调味即可。

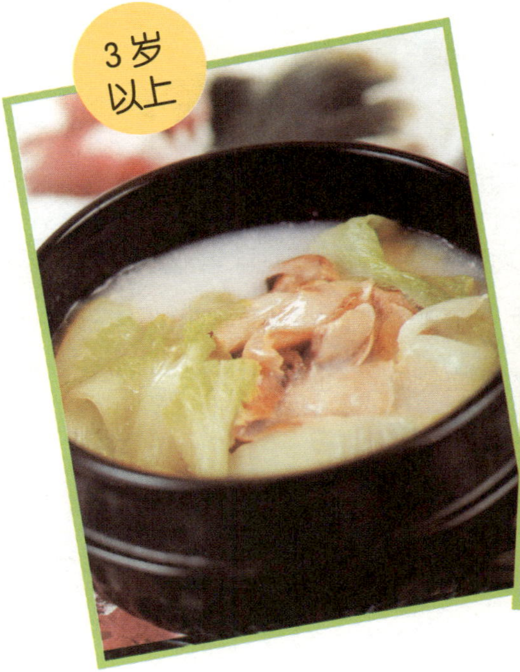

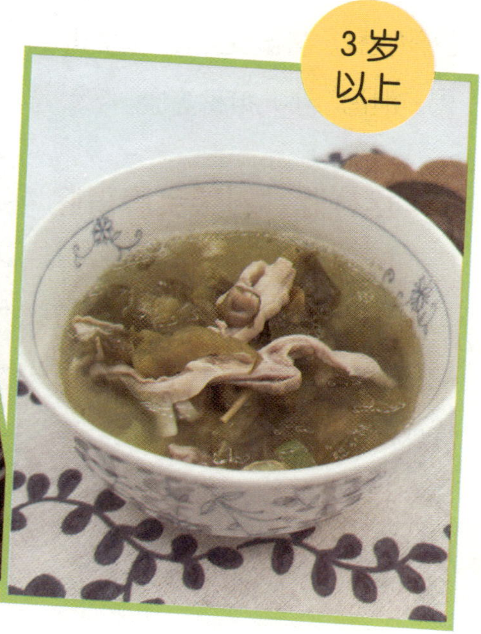

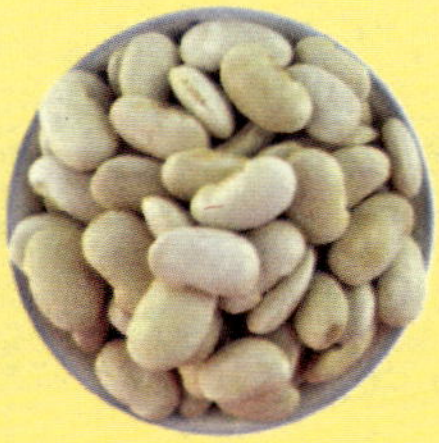

白扁豆

性微温，味甘，归脾、胃经

白扁豆又叫蛾眉豆、羊眼豆、茶豆等，为豆科植物扁豆的干燥成熟种子。早在《名医别录》中就有对其的记载，李时珍称白扁豆“其性温平，得乎中和，脾之谷也”。营养不良、脾胃虚弱、久泻不止的宝宝最适宜食用白扁豆。

白扁豆健脾利湿

白扁豆有健脾和中、消暑化湿的功效，补脾胃而不滋腻，能除湿但不燥烈，为当之无愧的“夏季祛暑利湿第一豆”，最适宜于脾胃虚弱而夹湿邪者，见呕逆、胸闷腹胀、暑湿及脾虚夹湿的烦渴、泄泻、小儿疳积等症。

这样搭配更健脾胃

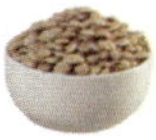
白扁豆

+

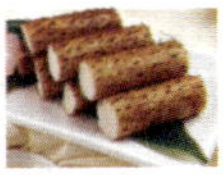
山药

= 健脾祛湿

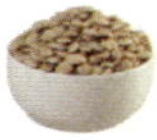
白扁豆

+

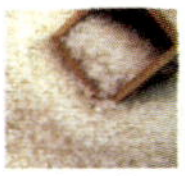
粳米

= 调理脾胃虚弱

这样吃，对宝宝脾胃好

1. 一般来说，生白扁豆的祛湿功效较好，可用于祛除暑湿；而炒白扁豆具有健脾、收涩、止泻的功效，可用于脾虚所引起的食欲不佳、消化不良、泄泻等。由于炒白扁豆有较强的收涩、止泻的功效，大便干燥或便秘的宝宝不建议食用。

2. 白扁豆虽有健脾之功，但一次不能吃得太多（干品不超过50克），以免引起消化不良、腹胀。

扁豆枣肉糕

——暖脾益胃

材料： 白扁豆 100 克，红枣 200 克，糯米粉 500 克，白糖 250 克。

做法：

1. 将白扁豆洗净，加水用搅拌机搅成糊状；红枣洗净，煮熟，去核，用勺背压碎。

2. 将白扁豆糊与糯米粉、白糖、红枣碎加水和匀，放入沸水蒸锅中，大火蒸 10 分钟，晾凉后切块即可。

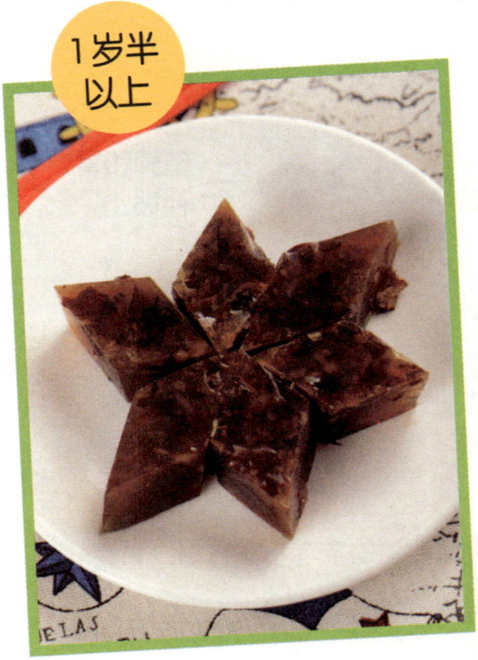

莲子扁豆薏苡仁粥

——健脾益气，祛湿利水

材料： 薏苡仁、大米各 50 克，莲子、白扁豆各 40 克。

做法：

1. 将薏苡仁、莲子、白扁豆、大米分别用水洗净；薏苡仁、白扁豆用水浸泡 2 小时。

2. 取锅倒入适量水，放入薏苡仁、白扁豆煮 20 分钟，加入莲子、大米，用小火煮至黏稠即可。

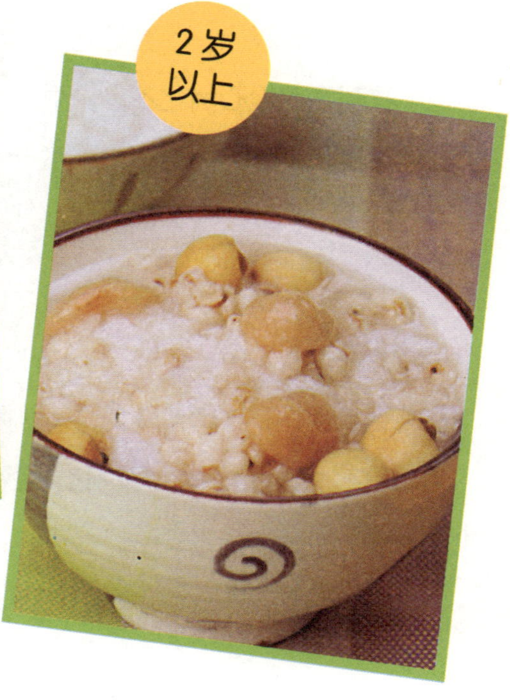

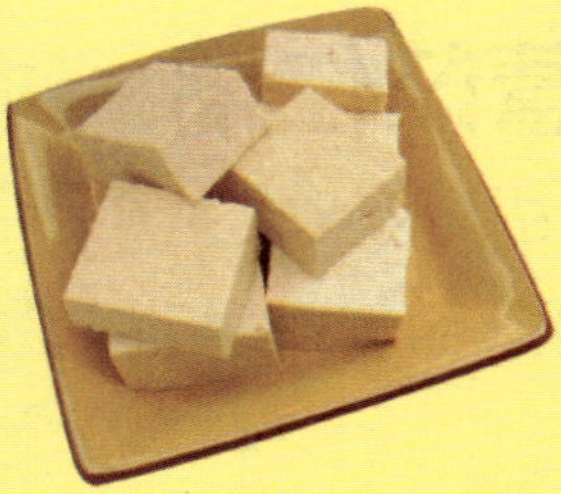

豆腐

性寒，味甘、咸，归脾、胃、大肠经

豆腐是中国人的一项伟大发明，迄今已有2000多年的历史。由西汉淮南王刘安发明的豆腐诞生于安徽六安市寿县。豆腐一直被人们誉为“植物肉”，不但营养丰富，而且易于消化吸收。宝宝常吃些豆腐能健脾补虚、强健身体。

豆腐能健脾补虚、强体质

豆腐具有补中益气、健脾利湿、清肺润燥、清热解毒、下气消痰、养颜防衰的功效。豆腐含有的大豆低聚糖，有益肠胃健康。豆腐的消化吸收率达95%以上，不管是老人还是小孩都不用担心消化不良。中医古籍《食鉴本草》记载：“豆腐能宽中益气，和脾胃，下大肠浊气，消胀满。”

这样搭配更健脾胃

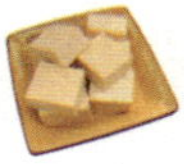
豆腐

\+

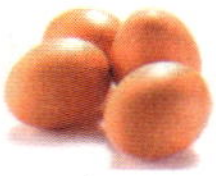
鸡蛋

= 健脾益气

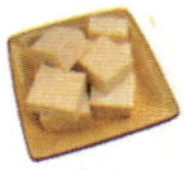
豆腐

\+

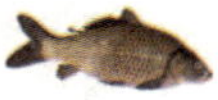
鱼肉

= 健脾和胃、补钙

这样吃，对宝宝脾胃好

1. 因豆腐性寒，脾胃虚寒、经常腹泻便溏的宝宝不宜食用豆腐。

2. 豆腐脑口感软嫩，好消化，食欲不佳的宝宝可吃些豆腐脑，有利于增强食欲。

3. 宝宝的脾胃比较弱，煎炸后的豆腐不易消化，宝宝不宜食用。

海苔豆腐卷

——和胃健脾，补碘补钙

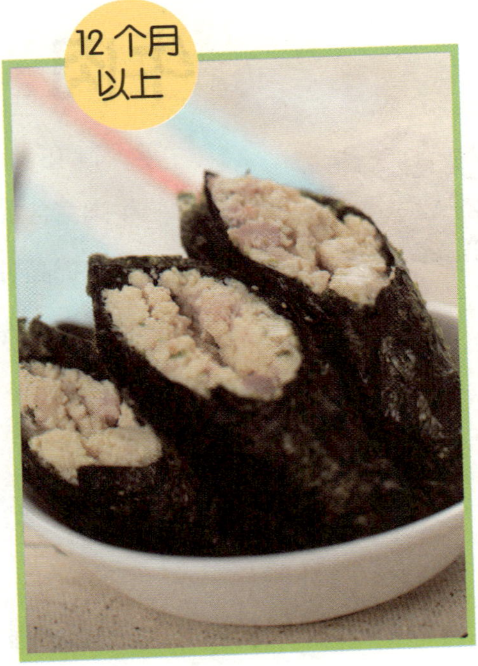

材料： 豆腐 100 克，肉末 50 克，虾米 10 克，海苔 1 张，盐、淀粉各适量。

做法：

1. 豆腐洗净，和肉末、虾米一起搅拌成泥，加入盐和淀粉拌匀。

2. 海苔铺开，将豆腐泥铺上卷起，水开后入蒸锅，用中火蒸 10 ~ 15 分钟即可。

黄豆芽排骨豆腐汤

——促进肠胃蠕动，清胃火

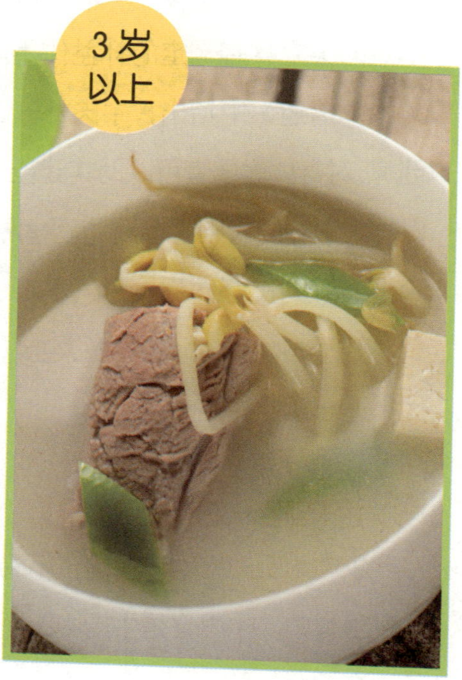

材料： 豆腐 1 盒，黄豆芽 200 克，排骨 400 克，青椒 150 克，高汤、香葱段、姜片、盐、胡椒粉各适量。

做法：

1. 豆腐洗净，切块；青椒洗净，去籽，切丝；黄豆芽洗净，备用。排骨洗净，切小块，在锅中焯烫一下，冲去血水，捞出。

2. 将高汤煮沸，放入排骨、黄豆芽、姜片，转小火，煮约 30 分钟，放豆腐、青椒丝，加入盐、胡椒粉、香葱段，搅匀即可。

牛肉

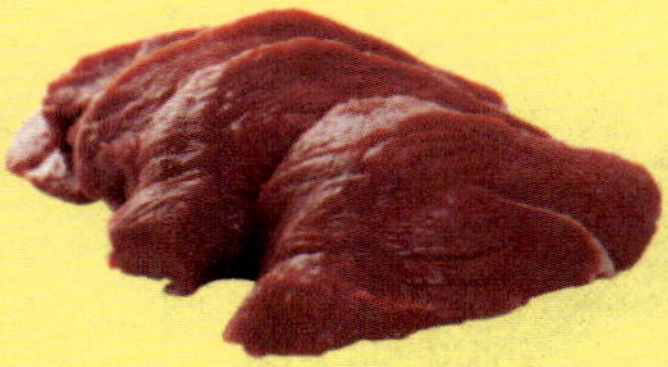

性平，味甘，归脾、胃经

牛肉富含蛋白质、钙、铁、锌等营养物质，能帮助宝宝提高机体抗病能力，还能够补中益气、滋养脾胃。宝宝脾胃健康，就不容易出现挑食或者不爱吃饭的问题。

牛肉补脾胃、益气血

牛肉具有补脾胃、益气血、强筋骨的功效，对于身体虚弱、气血不足的宝宝具有一定的补益作用。《本草拾遗》中指出，牛肉补气、健脾，对身体虚弱者可以助其健壮，对脾虚水肿的人则可起到“消水肿，除湿气”的良好作用。中气不足、气血两亏、体虚、颜面苍白的宝宝，尤其适合常吃些牛肉。

这样搭配更健脾胃

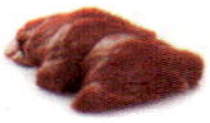 牛肉 + 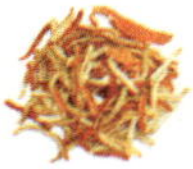 陈皮 = 促进食欲、增强体力

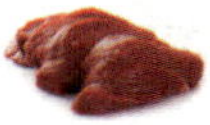 牛肉 + 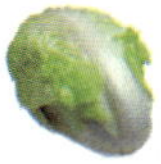 大白菜 = 健脾开胃

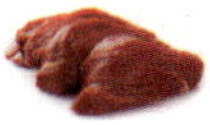 牛肉 + 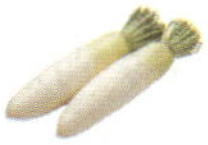 白萝卜 = 改善消化不良

这样吃，对宝宝脾胃好

牛肉的肌肉纤维较粗糙，不易消化，宝宝一次不宜多吃，可适量吃些牛里脊肉。牛里脊是牛肉中肉质最细嫩的，更易于消化吸收，对养护脾胃有益。

牛肉粥

—— 补脾胃，益气血

材料： 粳米400克，牛肉200克，葱段、盐各适量。

做法：

1. 将牛肉洗净，剁成末；将粳米淘洗干净。

2. 将锅置火上，倒入开水烧沸，放入葱段、牛肉末煮沸，捞出葱段，倒入粳米，煮成粥，用盐调味即可。

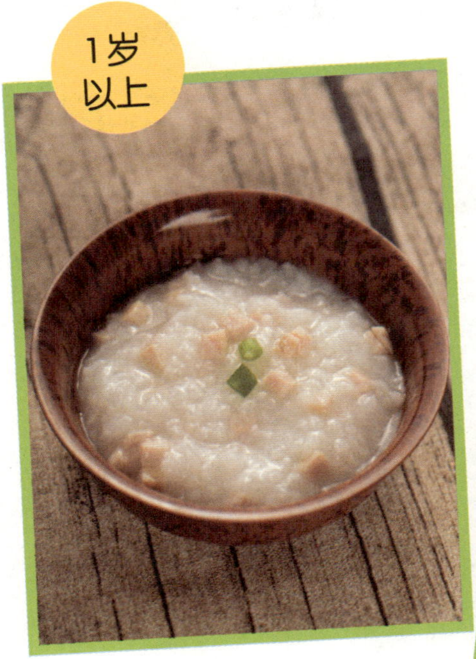

牛肉萝卜水饺

—— 补益脾胃，增强免疫力

材料： 牛肉馅300克，胡萝卜末300克，饺子皮500克，葱末、姜末、盐、花椒粉、酱油、植物油、香油各适量。

做法：

1. 牛肉馅加酱油、姜末、植物油、适量水搅匀，再放入葱末、胡萝卜末、香油、盐、花椒粉搅成馅。

2. 饺子皮内包入馅料，做成饺子生坯。锅中放水煮沸，放入饺子煮熟即可。

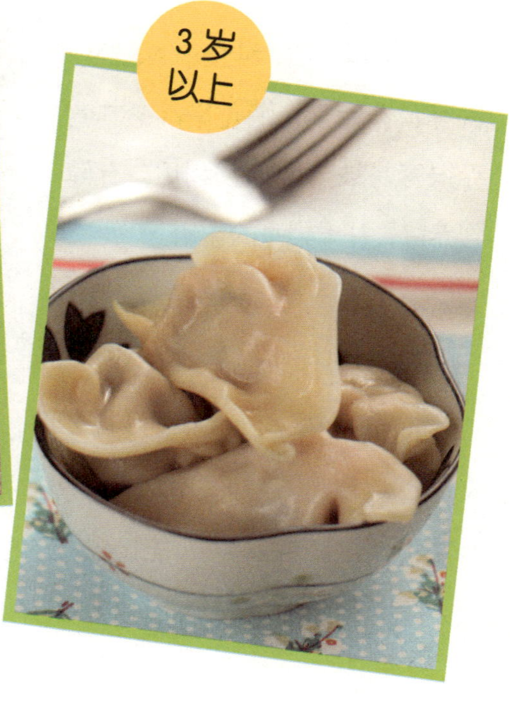

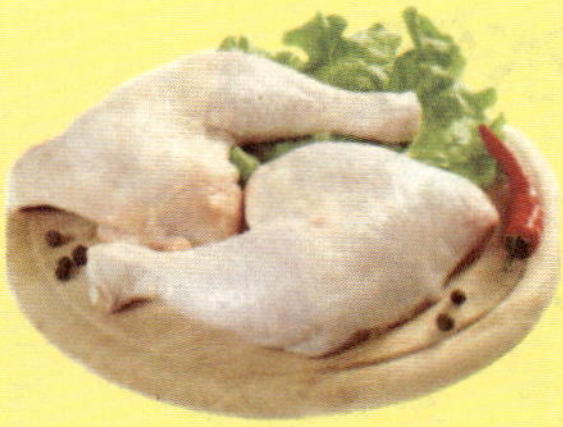

鸡肉

性温，味甘，归脾、胃经

鸡肉有温中补脾、益气养血的功效。与牛肉、猪肉相比，鸡肉肉质细嫩，滋味鲜美，口感好，营养丰富,还能提供优质蛋白质,可帮助宝宝滋养脾胃、增强体力、强壮身体，促进其健康成长。

鸡肉助消化，健胃强胃

鸡肉具有温中益气、健脾胃、补虚填精、活血脉、强筋骨的功效。对营养不良、畏寒怕冷、乏力疲劳、贫血虚弱等有一定的食疗作用。鸡肉富含蛋白质、维生素 A、钙、铁等营养元素，消化率高，其营养很容易被宝宝吸收利用，有健脾养胃、补虚强身的作用。

这样搭配更健脾胃

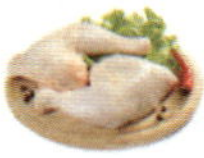
鸡肉
+
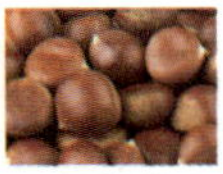
栗子
= 补脾生血、养肾

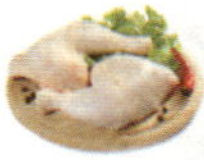
鸡肉
+
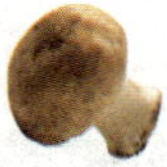
香菇
= 健脾益气

这样吃，对宝宝脾胃好

1. 鸡皮中的脂肪含量较高，给宝宝烹调鸡肉时宜去掉鸡皮，以免鸡肉的口感过于油腻，不利于宝宝胃肠的消化吸收。

2. 深秋时节，天气渐冷而干燥，寒邪和燥邪相结合形成了凉燥，此时宜给宝宝吃些鸡肉，能起到较好的补脾胃、益气养血的效果。

鸡肉油菜粥

——健脾胃，增强免疫力

材料：鸡脯肉 50 克，大米 15 克，油菜、植物油、盐各适量。

做法：

1. 大米洗净，浸泡 1 个小时；油菜洗净，切末；鸡脯肉洗净，切丁。
2. 锅置火上，加大米和水，大火煮沸，再转小火将粥煮至黏稠。
3. 另取一锅，加植物油烧热，放入鸡脯肉丁煸炒至熟；将炒好的鸡脯肉丁放在大米粥中，煮 10 分钟左右，放入油菜末煮 1 分钟，出锅前加盐调味即可。

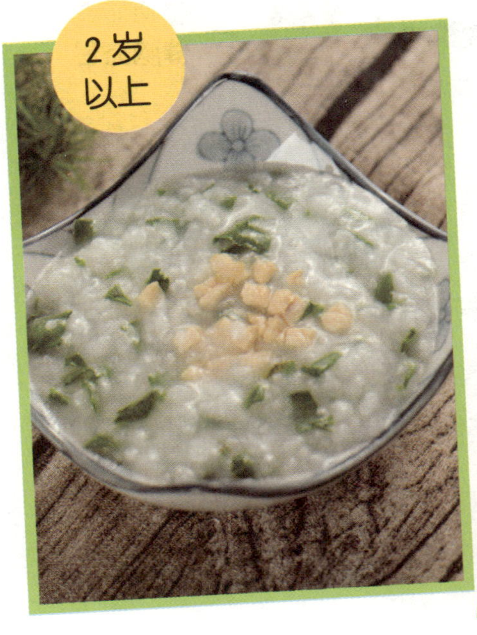

红烧鸡块

——健脾胃，补虚损

材料：鸡肉块 500 克，荷兰豆 200 克，植物油、酱油、盐、白糖、料酒、水淀粉、葱、姜各适量。

做法：

1. 将鸡块洗净，加少许酱油抓匀，入锅炸成金黄色捞出，沥油；荷兰豆切段，葱切段，姜切片。
2. 油锅烧热，放入葱段、姜片稍煸，即放水、酱油、料酒、盐、白糖、荷兰豆、鸡块，开锅后，撇去浮沫，转小火，炖十几分钟，待汤汁烧去一半，鸡块软烂，转大火，挑去葱段、姜片，用水淀粉勾芡收汁即可。

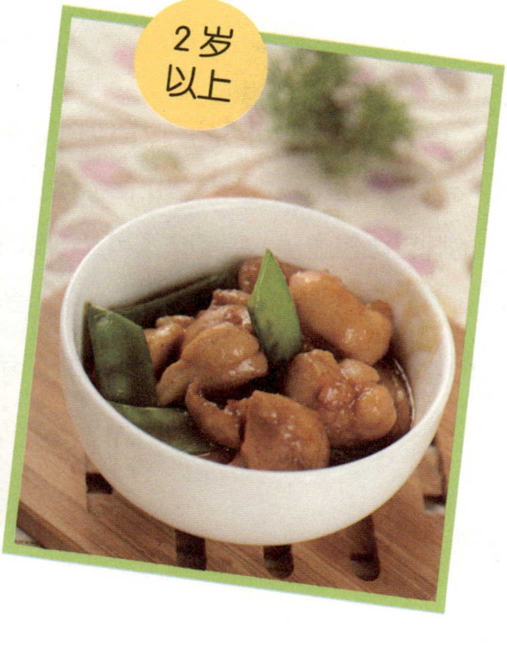

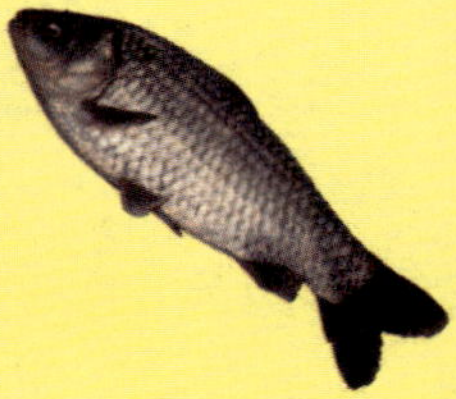

鲫鱼

性平，味甘，归脾、胃、大肠经

鲫鱼古称鲋，是我国著名的七大家鱼之一。《本草纲目》中说：“诸鱼属火，独鲫属土，有调胃实肠之功。”脾胃气虚、食欲不振、消化不良的宝宝最适合吃鲫鱼。

鲫鱼能健脾利湿

中医认为，鲫鱼具有温补脾胃、消肿的功效，可用于脾胃阳虚或气虚引起的食欲不振、消化不良等症，尤以调理脾虚水肿最为适宜。

这样搭配更健脾胃

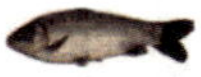
鲫鱼
＋
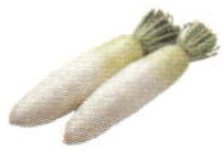
白萝卜
＝ 补脾胃、养肝肾

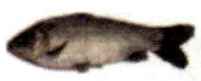
鲫鱼
＋
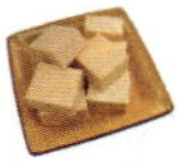
豆腐
＝ 健脾补虚、健脑益智

这样吃，对宝宝脾胃好

1. 鲫鱼肉嫩味鲜，用来煮汤不但好喝，而且易于消化吸收。宝宝的脾胃比较虚弱，喝鲫鱼汤可起到健脾开胃的作用。

2. 鲫鱼的做法有很多，像蒸、煮、炖这些做法能保护鱼肉中绝大部分健脾养胃的营养成分不被破坏，还能保留鱼肉的鲜味。

黑豆炖鲫鱼

——健脾益肾，利水消肿

材料： 鲫鱼1条（约300克），黑豆50克，葱、姜、盐、鸡精、胡椒粉各适量。

做法：

1. 鲫鱼杀好备用；黑豆放水涨发好备用。

2. 锅内放入高汤，加入黑豆、葱、姜、盐、鸡精、胡椒粉，小火熬20分钟，至鲫鱼软烂、汤汁浓白即可。

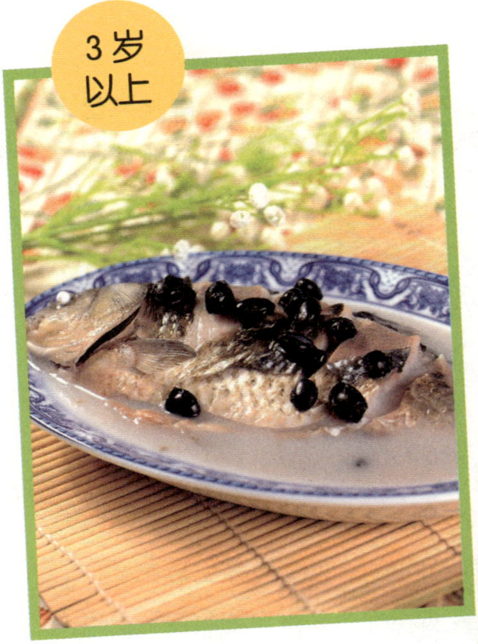

木耳清蒸鲫鱼

——温中补虚，健脾利水

材料： 黑木耳100克，鲫鱼1条（约300克），料酒、盐、白糖、姜、葱、香菜碎、植物油各适量。

做法：

1. 将鲫鱼去鳃、内脏、鳞，冲洗干净；黑木耳泡发，去杂质，洗净，撕成小碎片；姜洗净，切成片；葱洗净，切成丝。将鲫鱼放入大碗中，加入姜片、葱丝、香菜碎、料酒、白糖、植物油、盐腌渍半小时。

2. 鲫鱼上放上黑木耳，上蒸锅蒸20分钟即可。

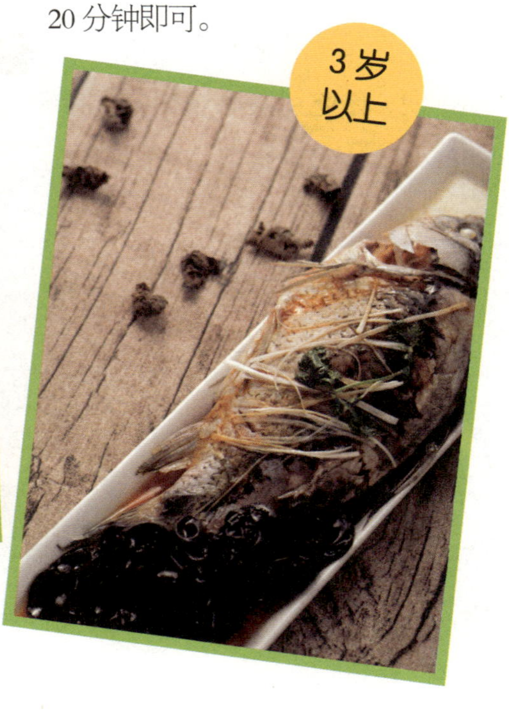

苹果

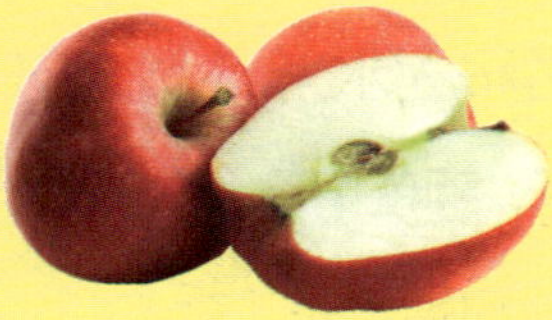

性平，味甘，归脾、肺经

苹果的别名很好听，叫超凡子、天然子、玉容丹。苹果富含维生素 C、有机酸、果胶、锌、黄酮类化合物等营养成分，宝宝常吃些苹果不但能养护脾胃，还会更聪明。

苹果能调便秘、止腹泻

苹果具有健脾益胃、生津润燥、补心益气、化痰利咽喉的功效，适合烦热口渴、不思饮食、中气不足、精神疲倦或便秘的宝宝食用。苹果是个“安肠果”，生吃促排便，熟吃可缓解腹泻。肠胃功能较弱、经常腹泻的宝宝可以把苹果煮熟了吃。

这样搭配更健脾胃

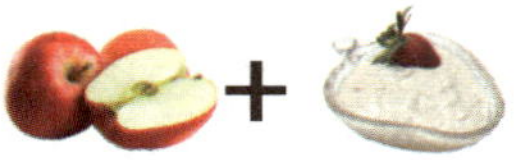

苹果 + 酸奶 = 健胃消食

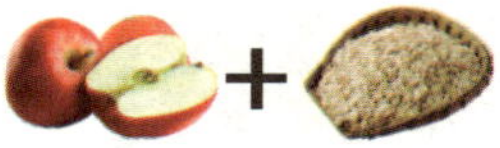

苹果 + 燕麦 = 健脾养胃、益气补虚

这样吃，对宝宝脾胃好

1. 苹果最好带皮吃。苹果皮中含有多种生物活性物质，如酚类物质、黄酮类物质等，对养护脾胃、增强体质有益。

2. 不要吃局部腐烂的苹果。因为苹果的腐烂部位易滋生霉菌，而这些霉菌容易产生一种名为展青霉素的真菌毒素，不仅不利于肠胃的健康，而且具有致癌性。

生菜苹果汁

——健脾和胃，增强抵抗力

材料： 生菜50克，苹果1个，白糖适量。

做法：

1. 生菜洗净，切成块；苹果洗净，去皮，切成细条。
2. 将生菜块、苹果条、白糖、半杯纯净水一起放入榨汁机中打匀，过滤出汁液即可。

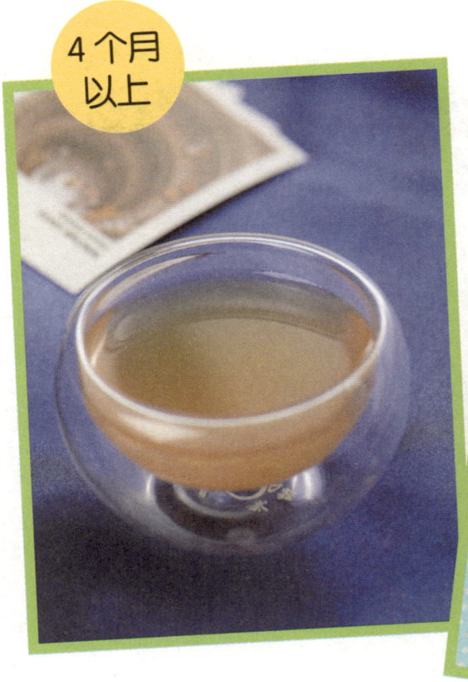

苹果鸡

——健脾，益胃生津

材料： 鸡肉500克，苹果2个，水发口蘑25克，葱、姜、酱油、醋、白糖、鸡汁、植物油各适量。

做法：

1. 将口蘑切成薄片；苹果切成小块；鸡肉切成小块，冷水下锅，氽烫好后捞出。
2. 锅置火上，倒油后放入氽烫好的鸡块快炒，放入白糖和醋快速翻炒后倒少许酱油上色。然后加入切好的苹果块，加少许水，盖上盖子煮至汤汁收干，出锅前滴上几滴鸡汁拌匀即可。

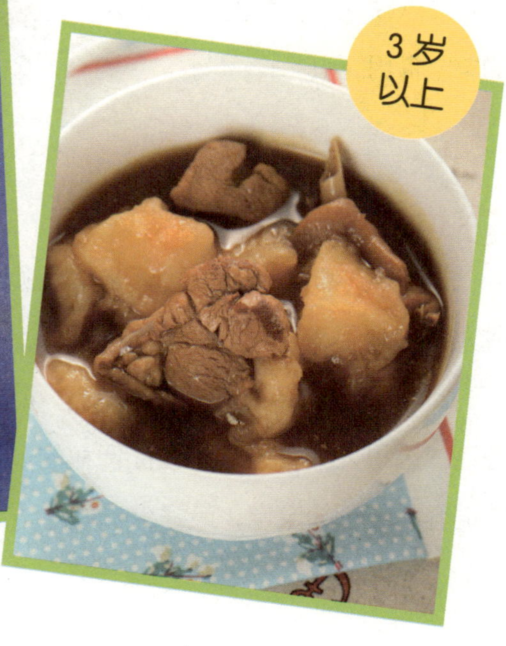

草莓

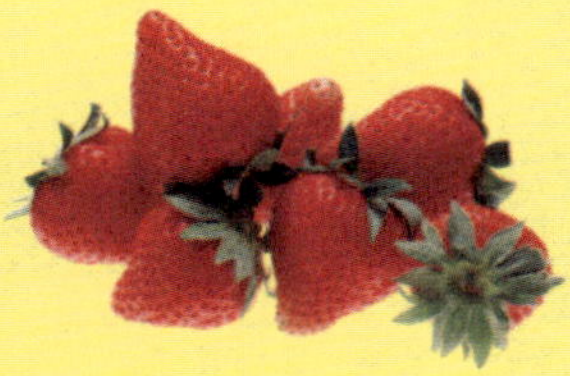

性凉，味甘，归脾、肝经

草莓味道酸甜，气味沁人心脾，营养比较丰富。《本草纲目》中记载草莓可以健脾、补血、益气、润肺。宝宝适量吃些草莓能健脾开胃、增强食欲，其富含的维生素 C、胡萝卜素等营养物质，对宝宝的生长发育有益。

开胃生津吃草莓

草莓能调和脾胃、开胃生津。最好在饭后吃草莓，因为其所富含的果胶和膳食纤维，能促进肠胃蠕动、帮助消化、改善便秘，适合食欲缺乏、餐后腹胀、便秘的宝宝食用。

这样搭配更健脾胃

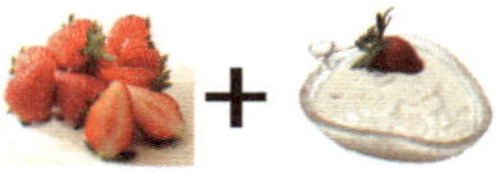

草莓 + 酸奶 = 健脾开胃

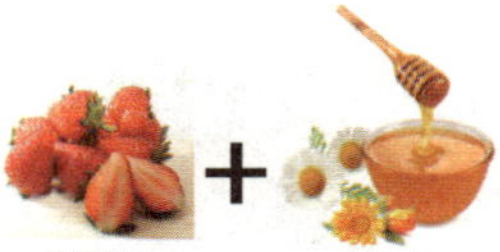

草莓 + 蜂蜜 = 养脾益气

这样吃，对宝宝脾胃好

1. 草莓性凉，一次不宜多吃，否则肠胃会因过寒而不舒服，一般成人每次食用不超过 10 颗，宝宝酌减。

2. 草莓表面带有许多细小的籽，这些籽属于纤维类，会刺激胃肠蠕动。因摄入膳食纤维不足而便秘的宝宝，就很适合吃草莓，但胃肠较弱容易腹泻的宝宝，最好少吃草莓。

草莓蜂蜜羹

——健脾生津，润肠通便

材料： 草莓250克，鲜牛奶1杯，草莓冰淇淋30克，蜂蜜适量。

做法：

1. 将草莓清洗干净，去蒂，切成小块。

2. 将草莓块、鲜牛奶、草莓冰淇淋，以及矿泉水一起倒入榨汁机里，搅拌均匀，倒入杯中，加蜂蜜调匀即可。

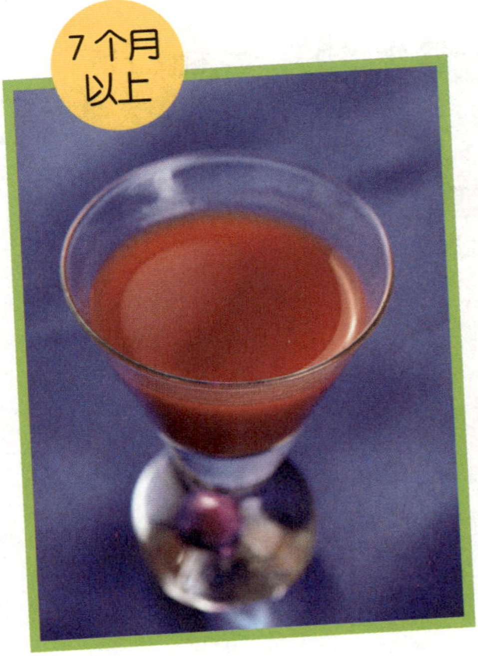

草莓酱配橙肉

——健脾开胃，助消化

材料： 橙子肉200克，草莓酱50克，黄瓜适量。

做法： 黄瓜洗净后切成块，橙子肉切成块，将草莓酱拌均匀挤在橙子肉块和黄瓜块上即可。

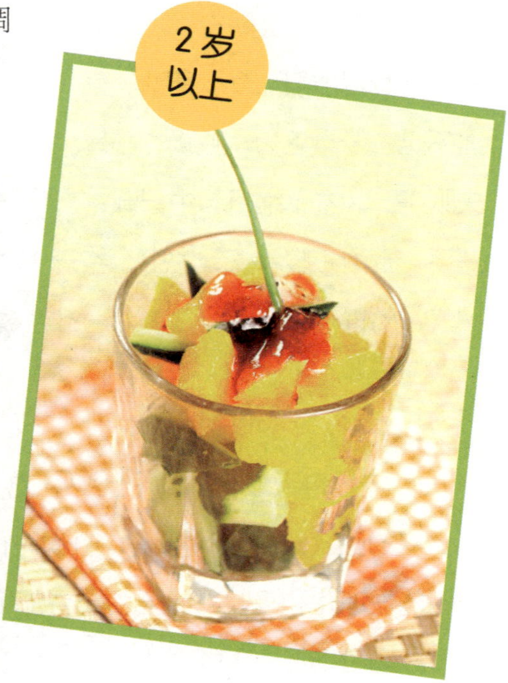

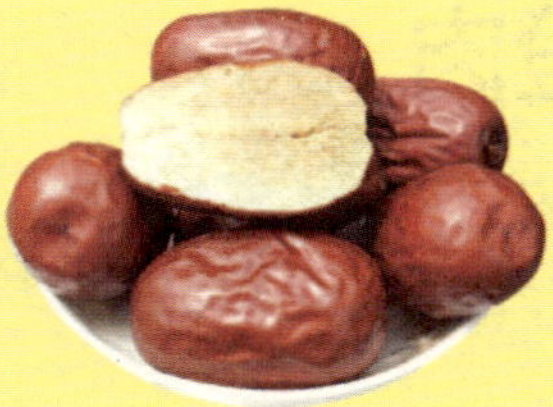

红枣

性温，味甘，归脾、胃、心经

红枣，又名大枣、干枣、枣子等。中医常用红枣养胃健脾，如在处方中遇有药力较猛或有刺激性的药物时，常配用红枣，以保护脾胃。宝宝适量吃些红枣有利于增强脾胃的消化吸收功能。

熟吃红枣健脾胃

熟吃红枣能健脾胃、助消化，常用于脾胃虚弱、食少便溏、气血不足、倦怠乏力、脏躁、心悸失眠等。《本草纲目》中记载："枣，主治心腹邪气，安中，养脾气，平胃气。"

这样搭配更健脾胃

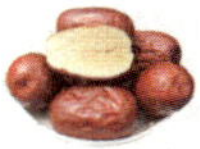
红枣
+
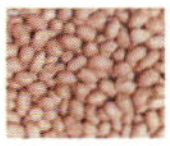
花生
= 健脾养血、益气补虚

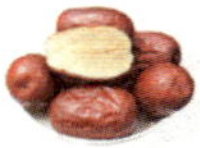
红枣
+
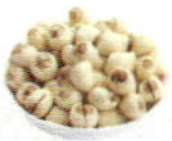
莲子
= 健脾止泻

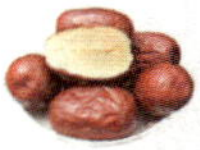
红枣
+
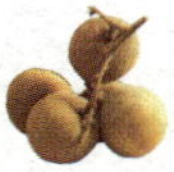
桂圆
= 暖肠胃

这样吃，对宝宝脾胃好

1. 宝宝每天最多吃 2 个红枣，吃多会引发胃部不适、腹泻。因为红枣皮的膳食纤维含量丰富，咀嚼时很难嚼碎，膳食纤维在胃和小肠中不能被消化和吸收，就会引起胃部不适。

2. 红枣性温，过多食用易上火。家长平时可以用红枣煮粥或煮水给宝宝喝，既利于消化吸收，又不会引起上火。

3. 吃红枣时，最好和小米、大米等谷物搭配。谷类能健脾养胃，与红枣同食可减轻其滋腻碍胃之弊。

红枣蛋黄泥

——安中养脾，益智健脑

材料： 红枣 20 克，鸡蛋 1 个。

做法：

1. 红枣洗净，放入沸水中煮 20 分钟至熟，去核后，压成红枣泥。

2. 鸡蛋煮熟，取蛋黄，用勺背压成泥状，加入红枣泥搅拌即可。

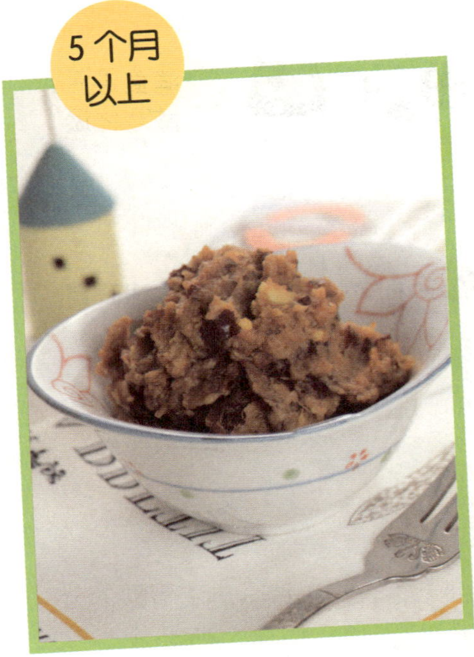

枣泥包

——健脾养胃

材料： 红枣 200 克，面粉 500 克，白糖、酵母、碱面各适量。

做法：

1. 红枣洗净，煮熟，去核、皮，加白糖、面粉做成枣泥馅。

2. 面粉内加酵母粉、温水和成面团发酵，再加碱面水揉匀，饧 20 分钟待用；将面团搓成长条，切成小剂子压成面片，包入枣泥馅料。将包好的枣泥包放入沸水蒸锅内，大火蒸 10 分钟即可。

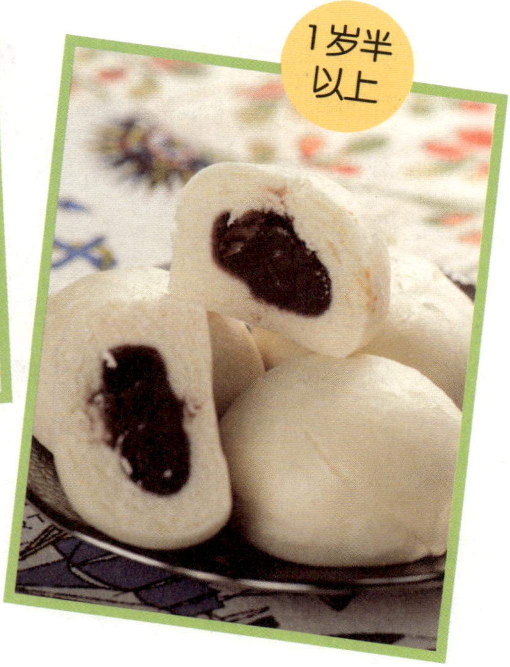

山楂

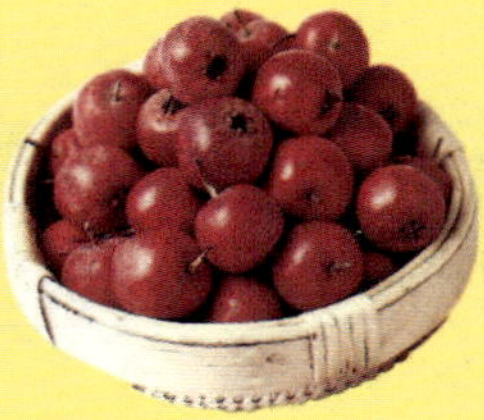

性微温，味酸、甘，归脾、胃、肝经

山楂自古便是有名的“果子药”。山楂是我国的原产植物，已有3000多年的历史，早在古代文献《尔雅》一书中就有记载，称其为“杭梅”，山楂作为药用也已有1500多年的历史。宝宝适量吃些山楂能健脾开胃、增进食欲。

山楂消肉积效果好

山楂具有健胃和助消化的功效，消肉食积滞的作用更好，逢年过节吃多了胃胀，吃一点儿山楂就有助于缓解。《本草纲目》中记载山楂能“化饮食，消肉积……滞血痛胀”。《本草再新》中则记载山楂能“治脾虚湿热，消食磨积，利大小便”。

这样搭配更健脾胃

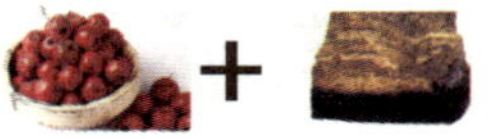

山楂 + 红糖 = 消食导滞、散寒化瘀

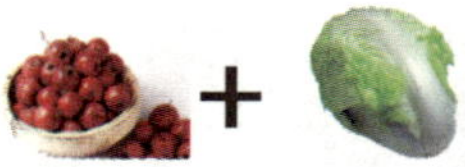

山楂 + 大白菜 = 生津开胃

这样吃，对宝宝脾胃好

1. 宜在饭后吃山楂，因为在空腹状态下食用山楂会刺激胃酸的分泌，加重对胃黏膜的刺激，容易引起反酸、胃痛等不适。

2. 山楂尽量不与海产品同食，容易引起恶心、呕吐、腹痛等不适症状。

3. 山楂破气，不宜多食，多食耗气、损齿。

雪梨山楂粥

——清热泻火，消食导滞

材料：雪梨1个，大米50克，山楂30克，白糖适量。

做法：

1. 大米清洗干净后，放入冰箱中冰冻2个小时；雪梨、山楂分别洗净，去核，切丁。

2. 砂锅置火上，加入适量水，放入大米煮粥。将雪梨、山楂倒入粥内，煮沸即可。

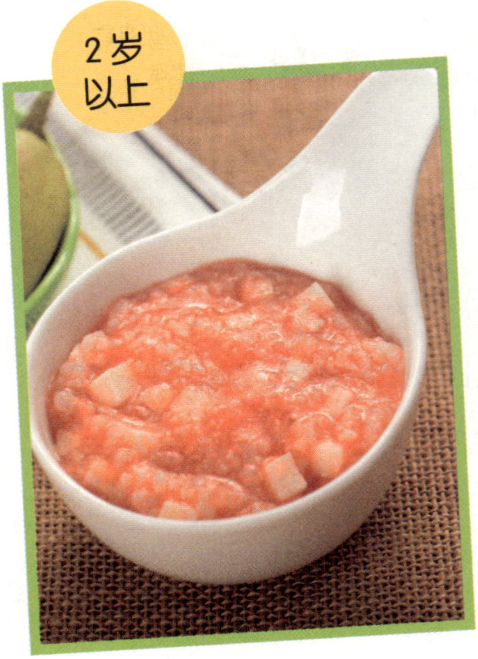

山楂麦芽饮

——开胃消食，健脾

材料：炒山楂、炒麦芽各10～15克，红糖适量。

做法：将炒山楂、炒麦芽及红糖一同放入锅内，加水煎汤，煎沸5～7分钟后，去渣取汁。以上为1日量，分作2次，当饮料温热服。

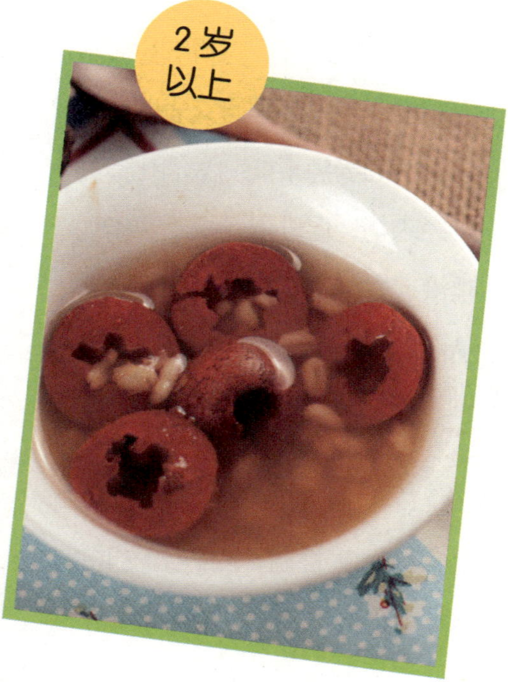

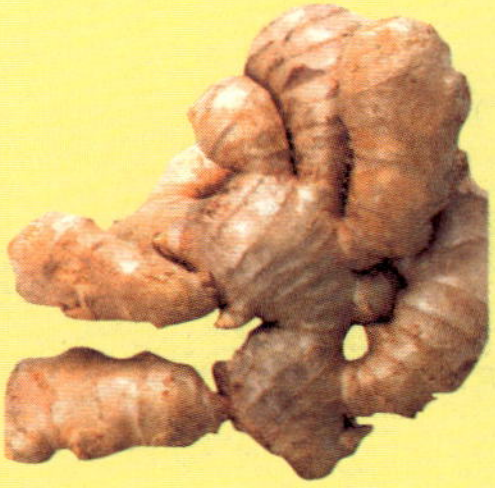

生姜

性温，味辛，归脾、胃、心、肺经

生姜在我国应用得比较早，《神农本草经》里就有相关记载。《食疗本草》中记载生姜能“止逆，散烦闷，开胃气”。《本草拾遗》中记载生姜可“去冷除痰，开胃”。生姜具有独特的辛辣味，可以刺激味蕾，宝宝适量食用能健脾开胃。

生姜能健脾胃、增食欲

中医常用生姜来调理恶心、呕吐、脘腹冷痛，对胃病患者很有帮助。现代药理研究表明，生姜含有的姜辣素能刺激消化道的神经末梢，促进胃肠蠕动，增加唾液、胃液和肠消化液的分泌，从而健脾胃、增食欲。

这样搭配更健脾胃

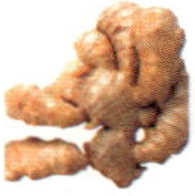 + 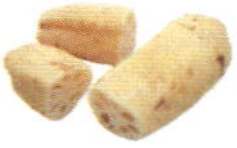 = 补益脾胃、补虚止泻

生姜　莲藕

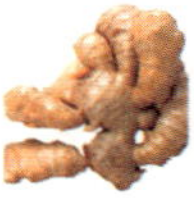 + 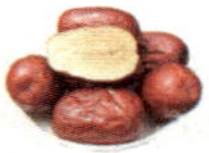 = 改善脾胃虚寒

生姜　红枣

这样吃，对宝宝脾胃好

1. 早晨或中午吃生姜最好，晚上最好不吃生姜。

2. 生姜性温，内热比较重的宝宝，比如有胃热呕吐、肺热燥咳等症状者不宜食用。

3. 口臭的宝宝最好不吃生姜，中医认为口臭是由胃热引起的，生姜性温，胃热的宝宝食用生姜会加重原有的症状，甚至引起牙痛、头痛等。

姜汁黄瓜

——醒胃开脾，增进食欲

材料：黄瓜 200 克，姜、香油、盐各适量。

做法：

1. 生姜拍破捣烂，加入少许清水浸泡（浸出姜汁）。

2. 黄瓜洗净，切成片，加盐，滴几滴香油，淋入姜汁，拌匀即可。

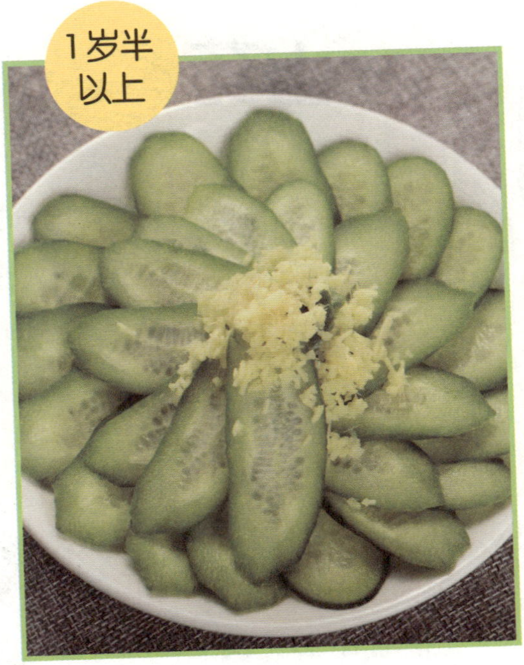

姜汁松花蛋

——暖胃，促消化

材料：松花蛋 2 个，姜末、醋、盐各适量。

做法：

1. 松花蛋去壳，切成瓣，整齐地码到盘子里。

2. 姜末用醋和盐拌匀，浇在松花蛋上即可。

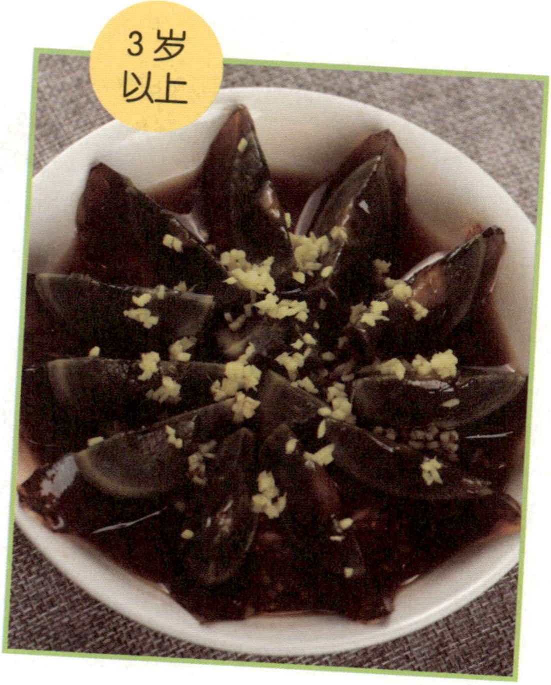

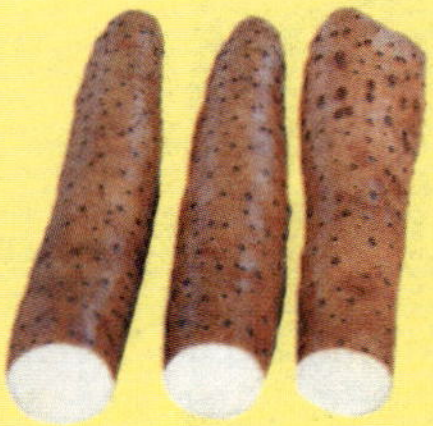

山药

性平，味甘，归脾、肺、肾经

山药是一种药食同源的食材，在《神农本草经》中被列为补虚上品，有“小人参”的美誉。山药口感软糯，适合作为宝宝的辅食，而且可以和许多食材一同烹调。山药适合不同体质的宝宝食用，即使是特禀体质也能食用。

山药助消化，健胃强胃

山药含有的淀粉酶可助消化，增进食欲。山药含有的黏蛋白还能滋养胃黏膜，保护胃壁，起到健胃强胃的作用。《本草纲目》中记载：“山药益肾气、健脾胃。”据记载，慈禧为健脾胃而吃的“八珍糕”中就含有山药成分。

这样搭配更健脾胃

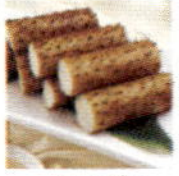
山药
+
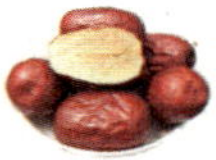
红枣
= 健脾益胃

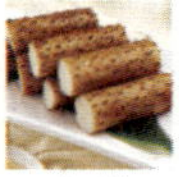
山药
+
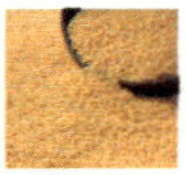
小米
= 健脾益肾、促进消化

这样吃，对宝宝脾胃好

1. 山药宜去皮食用，以免产生麻、刺等异常口感。

2. 多汗、反复感冒的宝宝在秋冬季应适量增加山药的摄入量，能健脾益气。可以将山药蒸食、炒食、拔丝，也可以将其与大米、小米、红枣等一起煮粥食用。

3. 用鲜山药制成山药扁豆糕或小米山药糕，蒸熟后食用，有助于胃溃疡的修复。

牛肉山药汤

——补脾胃、益气血

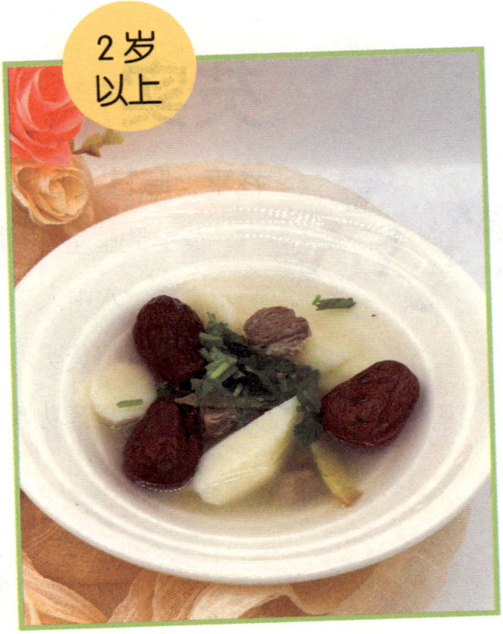

材料： 牛肉150克，山药200克，红枣5粒，姜片、香菜碎、盐、植物油各适量。

做法：

1.牛肉洗净，切块，焯水；山药削皮，洗净，切块；红枣洗净。

2.锅置火上，倒油烧热，炒香姜片，放入牛肉翻炒均匀，倒入没过牛肉1～2厘米的水，大火烧开后转小火煮20分钟，放入山药和红枣再煮20分钟，加盐和香菜碎调味即可。

山药凉糕

——补脾胃，益气血

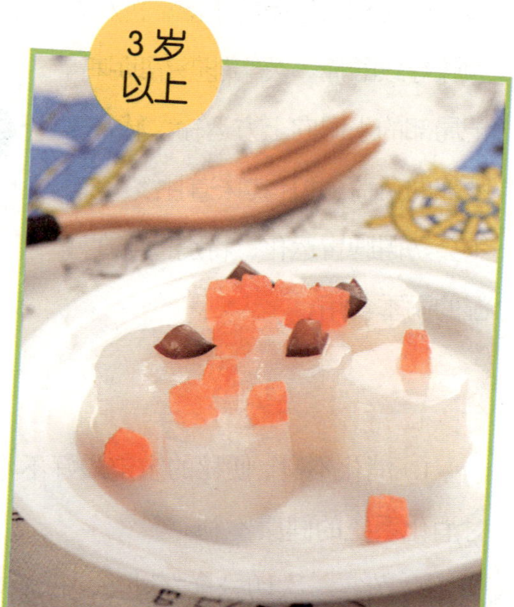

材料: 山药200克，青梅、樱桃、琼脂各适量，白糖适量。

做法：

1. 青梅、樱桃分别洗净，去核，切丁；山药洗净，蒸熟，去皮研成泥；锅中加水煮沸，放入琼脂和白糖熬化，用纱布过滤后，再倒回锅内。

2. 锅中放入山药泥，熬开拌匀，倒入碗中，冷却后入冰箱镇凉。吃时切成菱角块，上撒青梅丁、樱桃丁即可。

芡实

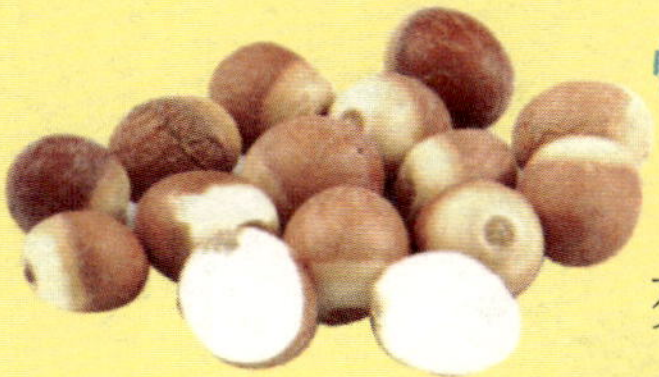

性平，味甘，归脾、肾经

芡实是睡莲科植物芡的干燥种仁，又叫鸡头米。芡实素有“水中人参”和“水中桂圆”的美誉。《神农本草经》将芡实列为上品，称其归脾、肾经，有补脾止泻、益肾等功效。

芡实擅长健脾化湿

芡实能够“健脾化湿”，在梅雨时节，不仅外界环境湿度大，人体也容易积累过多的水湿，沉积在腰膝导致酸痛。芡实能够帮助脾胃把局部的水湿向上方运输，减轻腰膝部的负荷。并且其味道甘淡可口，不会妨碍脾胃运化，特别适合在潮湿的雨季食用。

这样搭配更健脾胃

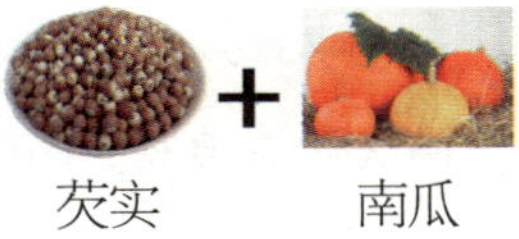

芡实 + 南瓜 = 补脾和胃

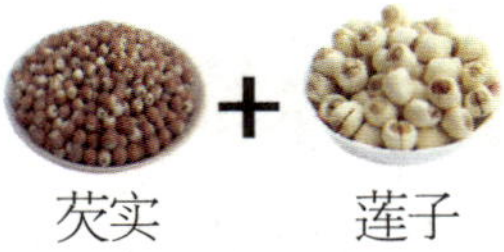

芡实 + 莲子 = 健脾止泻

这样吃，对宝宝脾胃好

1. 消化不良、便秘的宝宝最好不吃芡实，否则容易加重不适症状，对消化系统的健康不利。

2. 芡实一次切忌食之过多，否则难以消化。平时有腹胀症状的宝宝更应忌食。

莲子芡实粥

——健脾宁心，补肾

材料： 莲子 50 克，芡实 15 克，大米 100 克。

做法：

1. 将莲子洗净；芡实洗净，放水中浸泡 3 小时；大米淘洗干净。

2. 将莲子、芡实、大米放入锅中，加入适量水，熬约 40 分钟即可。

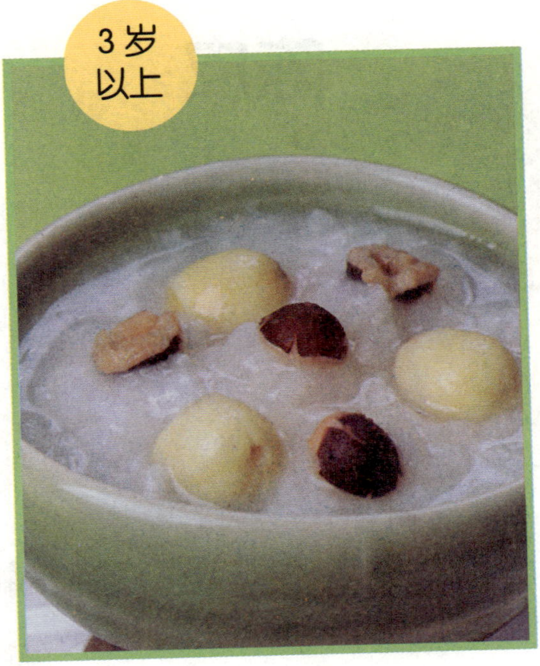

芡实茯苓粥

——补脾利湿

材料： 芡实、茯苓各 15 克，大米 100 克。

做法：

1. 将芡实、茯苓洗净，沥干水分，捣碎；大米淘洗干净。

2. 将芡实碎、茯苓碎放入锅中，加水适量，煎煮至软烂时加入大米，煮至熟烂成粥即可。

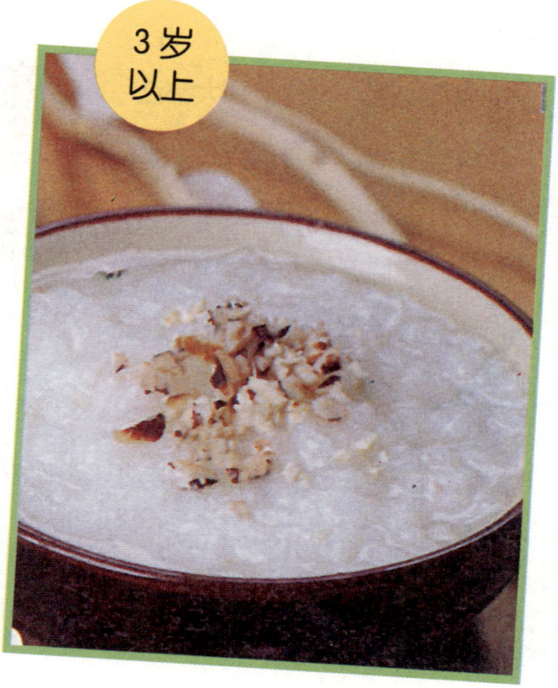

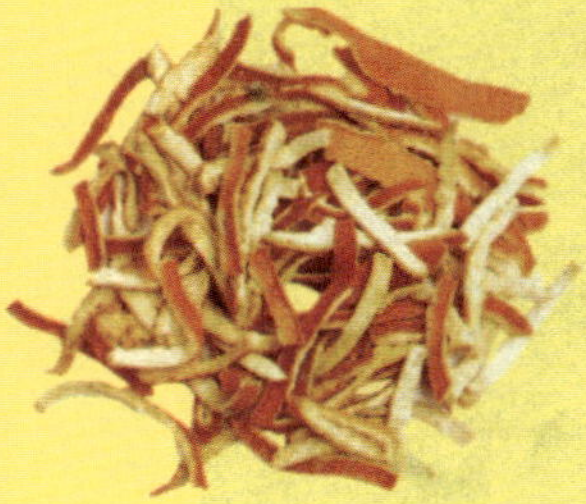

陈皮

性温，味辛、苦，归脾、肺经

古人发现，“橘皮”作为中药，干燥后陈放日久的“陈皮”药效更好。存期不足三年的只能称为柑皮或果皮，存期足三年或以上的才能称为陈皮。根据《本草纲目》记载，陈皮有三大作用，一为导胸中寒邪，二为破滞气，三为益脾胃。

陈皮理气健脾

陈皮能理气健脾，常用于治疗胃脘胀满、恶心呕吐等病症。没有食欲，吃东西比较少，可以用陈皮泡水喝。一些补药大都滋腻，容易呆滞，进而化火，配上些陈皮，就能把补药的腻滞之气给化掉，化掉以后才不会给脾胃增添负担，才能补得进去。

这样搭配更健脾胃

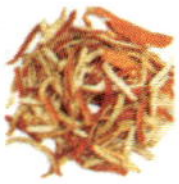
陈皮
+
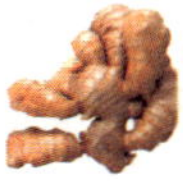
生姜
= 调中开胃

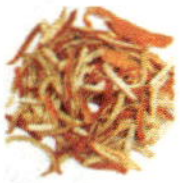
陈皮
+
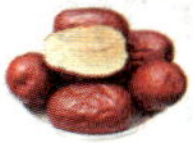
红枣
= 益气补脾、健胃消食

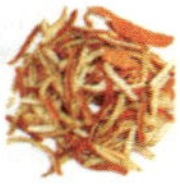
陈皮
+
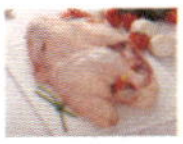
鸭肉
= 健脾化湿、滋阴清热

这样吃，对宝宝脾胃好

1. 在炖肉或煮肉汤的时候加点儿陈皮，能起到去腥解腻的作用，还能起到开胃、助消化的作用。

2. 由于陈皮苦燥性温，易伤津助热，舌赤津少、内有实热、阴虚燥咳的宝宝最好不用。

鸡内金陈皮粥

3岁以上

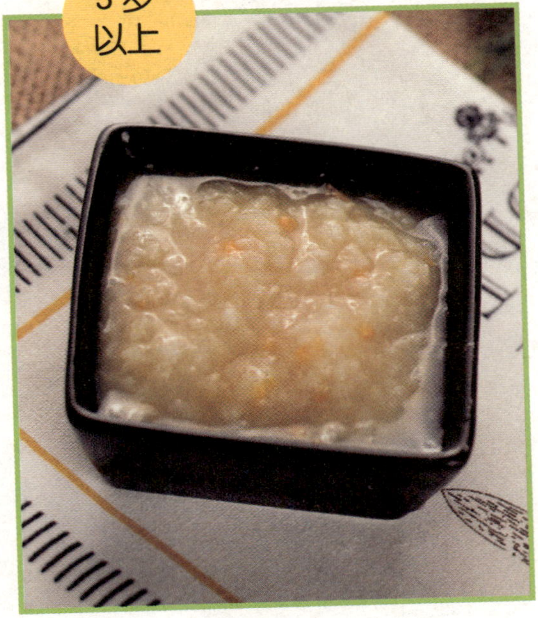

—— 开胃消食

材料： 鸡内金10克，陈皮5克，砂仁3克，粳米30克，白糖适量。

做法：

1. 将鸡内金、陈皮、砂仁研末备用。

2. 先将粳米加水煮粥，粥将成时加入药粉稍煮，最后加适量白糖调味。

陈皮柚子汁

2岁以上

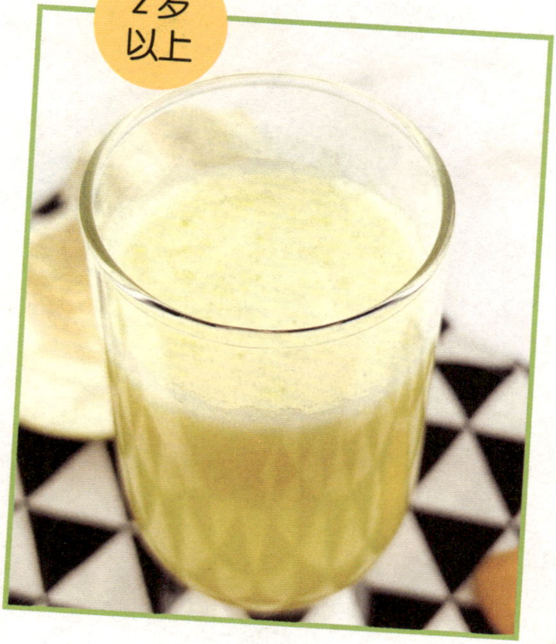

—— 健脾开胃

材料： 将陈皮10克，柚子100克，凉开水400毫升，蜂蜜少许。

做法：

1. 将陈皮洗净，用水泡软，撕成小块；柚子洗净，去皮、籽，切小块。

2. 将处理好的陈皮和柚子一同放入榨汁机中，加入凉开水和蜂蜜，搅打成口感细滑状即可。

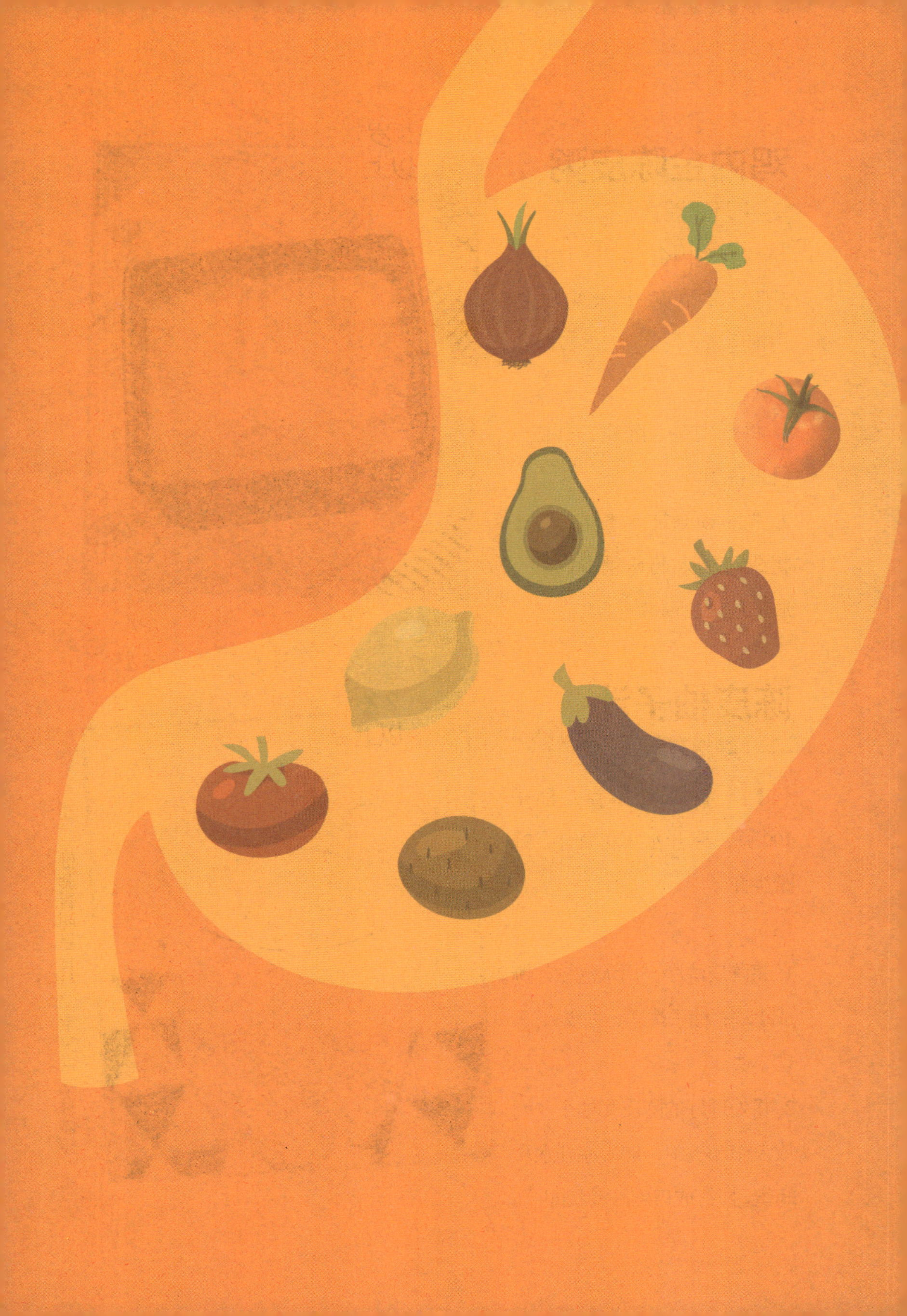

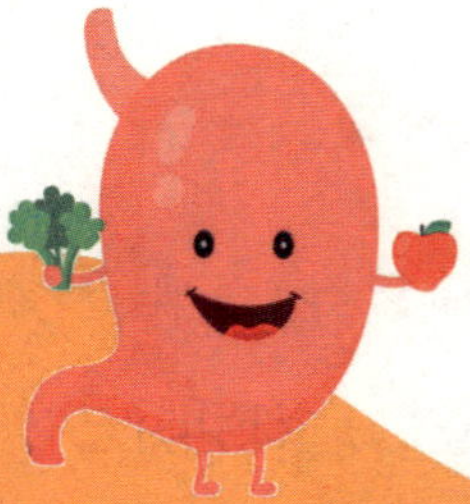

第五章

宝宝脾胃失调，对症调理是关键

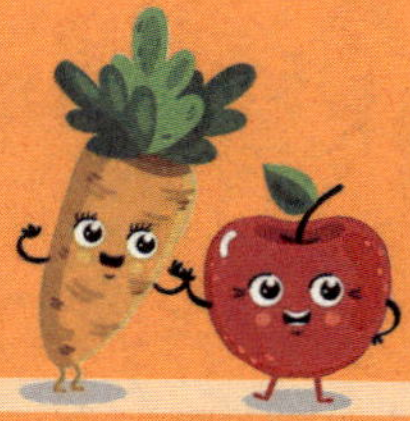

同样是食欲不振、腹胀、腹泻，有的是湿热引起的，有的是虚寒导致的，有的与脾胃气机不调有关……因此，应仔细分辨脾胃失调的类型，这样才能做到对症调养。

脾胃气虚

通过下表，检查一下宝宝1周内是否有3～4天出现了下列症状，如果有，请画上"√"，超过了6个（不包括6个）"√"，则说明宝宝属于脾胃气虚。

自检分类	症状	自检填写
舌诊	舌苔淡白	
面诊	面色萎黄	
足诊	足部发凉	
望	腹部胀大	
	身体消瘦	
	神疲乏力，精神不振	
	四肢无力	
闻	喘息、说话声音低弱	
问	食积	
	呕吐	
	食欲缺乏	
	不爱说话	
	肢体倦怠	
	腹胀	
	大便稀或腹泻	

脾胃虚弱就按三阴交穴

三阴交穴有一个很重要的功能，那就是调理脾胃，能健脾、和胃、化湿。《针灸大成》记载三阴交穴“主治脾胃虚弱，心腹胀满，不思饮食，脾痛身重，四肢不举”。取穴时正坐、屈膝，除大拇指外，其他四指并拢（即为 3 寸宽），横着放在足内踝尖（足内侧内踝骨最高的地方）上方，小腿中线与示指的交叉点就是三阴交穴。

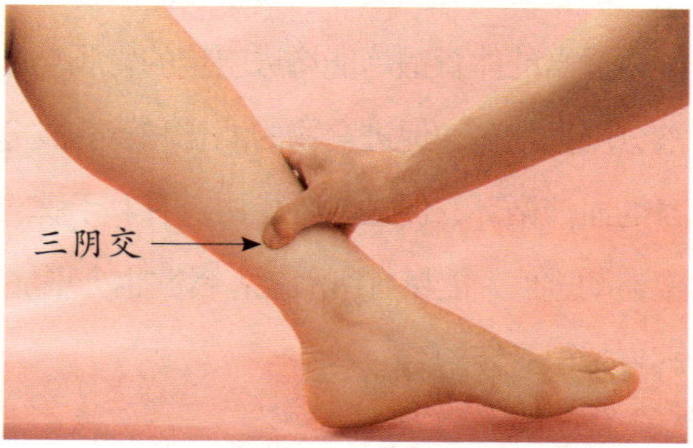

三阴交穴

每天中午 11 时，脾经当令之时进行按摩。用拇指或中指指腹按揉对侧的三阴交穴，一压一放为 1 次；或先顺时针方向，再逆时针方向揉三阴交穴，持续 10 分钟。

叩齿能调理脾胃虚弱

食物需要经过牙齿的咀嚼，才能更好地被身体消化吸收。一方面，牙齿能将食物磨碎，减轻脾胃的负担；另一方面，咀嚼的过程能够促进酶的分泌，来帮助消化。如果牙齿功能不好，自然会对脾胃的消化吸收功能造成不良影响，时间久了就会导致脾胃虚弱。对此，可通过叩齿的方式锻炼牙齿。

叩齿时先让宝宝安静下来，全身放松，口唇轻闭，上下牙齿有节律地互相轻轻叩击 36 次。

坚持适当的体育活动

家长要鼓励宝宝多参加体育活动，保障宝宝每天有一定的运动量。因为适当的体育锻炼能增进宝宝的胃肠功能，可促进胃肠蠕动，使消化液分泌量增多，促进食物的消化和营养成分的吸收，并能改善胃肠道本身的血液循环，促进新陈代谢，有利于脾胃运化功能的增强，而且，宝宝运动过后，能量有所消耗，食欲也会增加。如果宝宝长时间坐着不动，脾胃是很受伤的。

规范宝宝的饮食习惯

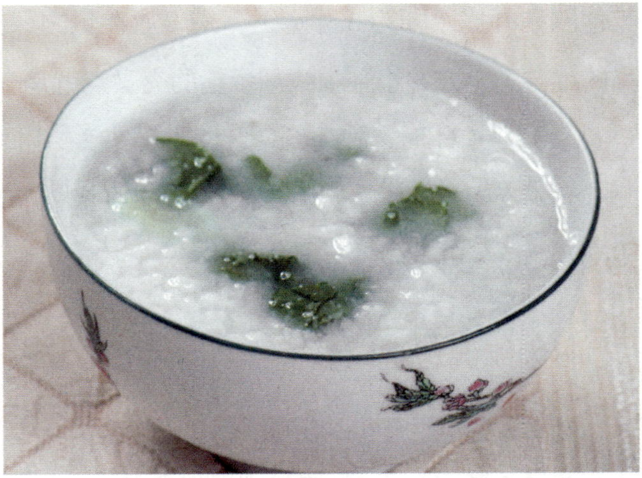
脾胃虚弱的宝宝消化能力弱，而粥属于流食，适当喝粥不会增加脾胃的负担。

宝宝的饮食应有规律，三餐定时、定量，不暴饮暴食。平时以软、烂、易消化的食物为主，少吃有刺激性和不好消化的食物，如油炸、干硬、黏性大和酸辣的食物，生冷的食物也应尽量少吃。一定要保证宝宝的三餐荤素搭配，主食和配餐合理搭配，这样才能够让宝宝营养均衡，不影响脾胃的正常运化。此外，还应严格控制宝宝吃零食，不宜吃高油、高糖、高盐等不健康的零食，其他零食也要控制好量，不能无节制地摄入。

调理脾胃气虚的明星食材

山药

适合因脾胃虚弱引起食欲不振、消化不良、腹泻久痢、烦躁失眠的宝宝长期食用。

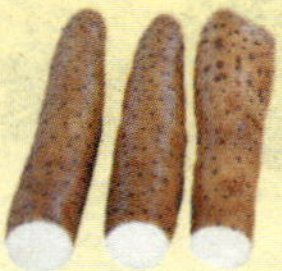

白面

白面由小麦制成，能养胃补虚。《本草拾遗》中说：“小麦面，补虚，实人肤体，厚肠胃，强气力。”

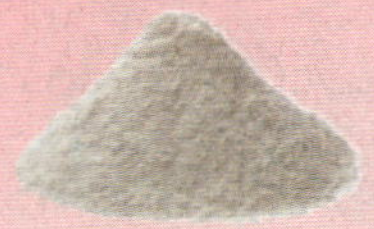

鲫鱼

性（温）平，味甘，能益气健脾，温中下气，清热解毒，利水消肿，常用于调理脾胃虚弱、食欲不振、水肿等症。

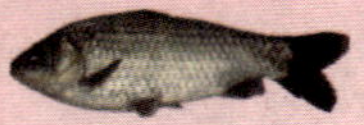

鸡肉

可温中益气，补精养血，常用于虚劳羸瘦、中虚胃呆食少、泄泻、下痢、水肿等。

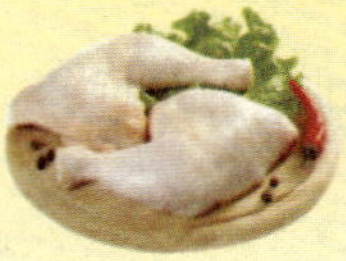

莲子

被称为“脾之果”，可以健脾补虚，止呕开胃，涩肠止泻，常用于脾虚久泻、饮食减少等。

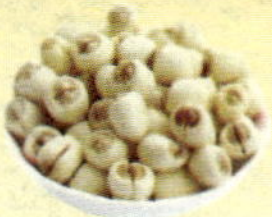

锅巴（锅焦）

锅巴是煮饭时附着于锅底的焦饭，以焦厚者为佳。《本草纲目拾遗》有锅巴能“补气，运脾，消食，止泄泻”的记载。

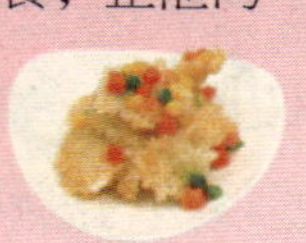

山药红豆羹

——健脾益气

材料：新鲜山药 300 克，红豆 100 克，淀粉 50 克，白糖、糖桂花各适量。

做法：

1. 将山药洗净，煮熟，去皮，切粒。
2. 将红豆洗净，煮熟，同熟山药放在一起，加入白糖，用淀粉勾芡后，撒上少许糖桂花即可。

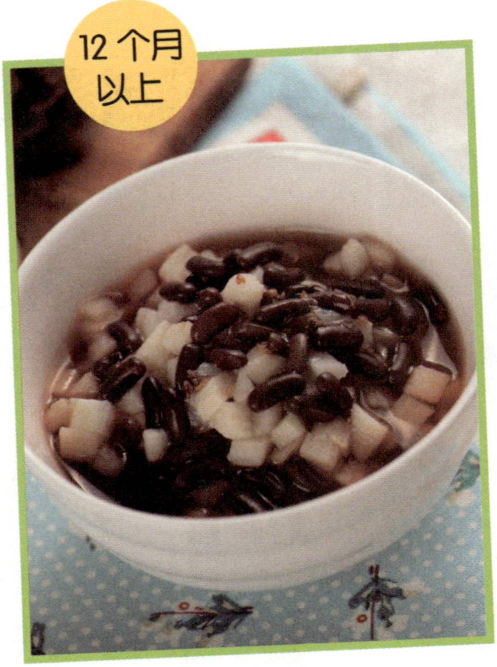

鸡肉拌南瓜

——健脾胃，补气血

材料：南瓜 20 克，鸡胸肉 30 克，番茄酱 10 克，盐适量。

做法：

1. 将鸡胸肉洗净；南瓜去掉外层老皮和瓜籽，切成小块。
2. 大火烧开锅中的水，加入盐和鸡胸肉，煮 10 分钟至鸡肉熟软，取出，趁热撕成细丝。大火烧开蒸锅中的水，放入切好的南瓜块，蒸至熟软取出。
3. 将撕好的鸡丝与蒸熟的南瓜块放入碗中，加入番茄酱，拌匀即可。

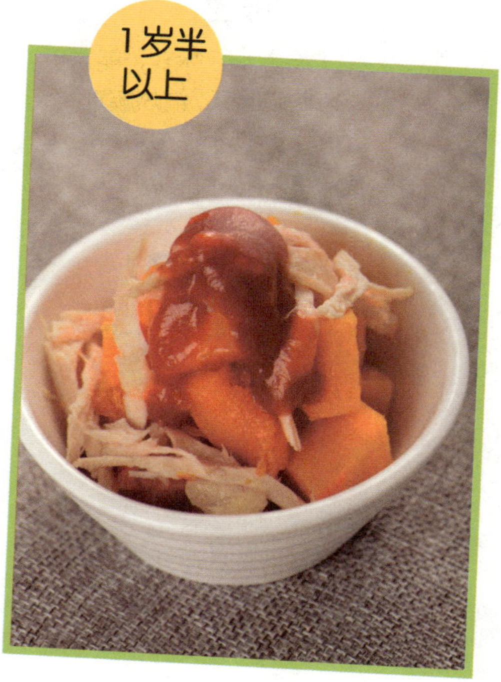

鸡丝面片

——厚肠胃，强气力

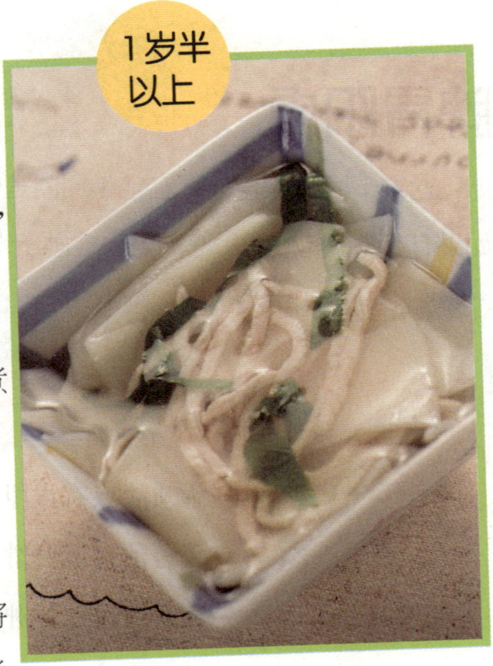

材料： 鸡肉片40克，油菜心1棵，姜1片，面片、盐各适量。

做法：

1.将鸡肉片和姜片一起加水煮烂；捞出后将鸡肉片撕成丝，放回鸡汤锅内。油菜心洗净，切碎。

2.将面片放入鸡汤中，煮至将熟，再将油菜心碎放入鸡汤中煮片刻，最后加盐调味即可。

莲子山药紫米粥

——补脾胃之气，止泻

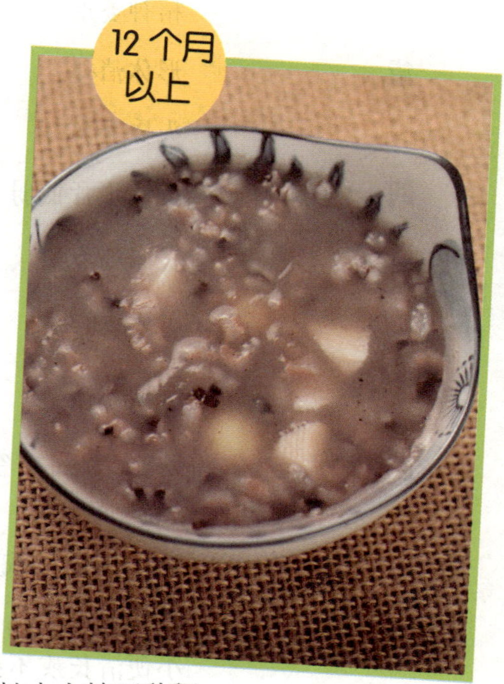

材料： 莲子50克，紫米500克，山药25克，鸡肉块30克，白糖适量。

做法：

1.将莲子、紫米分别洗净，放入水中浸泡片刻；山药去皮，洗净，切块。

2.锅内加入水、山药块、鸡肉块、紫米、莲子，用大火煮沸，再转小火熬至黏稠。

3.粥熟后加入白糖，稍炖即可。

脾胃阳虚

通过下表，检查一下宝宝 1 周内是否有 3 ～ 4 天出现了如下症状，如果有，请在此症状后面的空白处画上“√”，超过了 6 个（不包括 6 个）“√”，就说明宝宝是脾胃阳虚。

自检分类	症状	自检填写
舌诊	舌质淡或有齿印	
	舌苔薄白或白滑	
面诊	面目苍白或浮肿	
足诊	足部发凉	
望	精神萎靡	
	形体消瘦	
	头昏乏力	
闻	说话声音低弱	
问	畏寒肢冷	
	畏寒喜暖	
	食欲不振	
	脘腹冷痛，空腹痛重，饭后痛减	
	大便稀溏，或完谷不化，或久泻久痢	
	小便清长或不利	

按摩气海穴能祛寒暖胃

中医学有“气海一穴暖全身”的说法。气海穴在肚脐正中下大约一寸半（两指宽）的位置。中医认为此处是人体的中央，是生气之源，人体的真气由此而生，所以对于阳气不足、生气乏源所引起的虚寒性疾病，按摩气海穴通常具有温阳益气、扶正固本、培元补虚的功效。常给脾胃阳虚的宝宝按摩气海穴，能祛寒暖胃，改善脾胃阳气不足、寒邪内停引起的手足冰凉、消化不良、腹胀、腹泻、水肿等症状。按摩时让宝宝仰卧，家长以搓热的拇指指腹按揉气海穴 2 ~ 3 分钟，每天按摩 1 ~ 2 次。

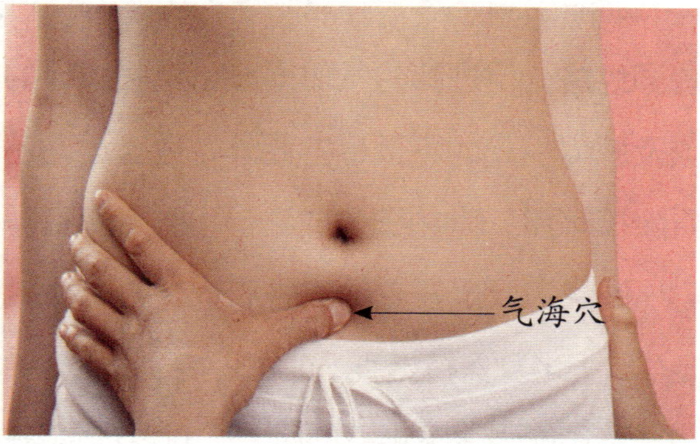

气海穴

胡椒粉敷肚脐可益气补阳

胡椒性热，能起到祛寒、暖脾胃的作用，而且肚脐是神阙穴所在的位置，能够益气补阳、温肾健脾。用胡椒粉敷肚脐能温阳祛寒，对因脾胃阳虚引起的寒性腹泻有较好疗效。敷贴前，宜先用 75% 的酒精棉球对宝宝的脐部进行消毒，再涂点儿凡士林，然后取适量胡椒粉填在宝宝的肚脐内，尽量填满，外用胶布固定住，敷贴 2 ~ 4 小时之后去掉即可。也可以用适量黄酒将胡椒粉调匀，搓成丸状放入肚脐内，外用胶布固定。

脾胃阳虚者宜蹲马步

动能生阳，对于脾胃阳虚的宝宝来说，适当运动能够刺激脾经，疏通经络，促进脾的气血循环，增强脾胃的消化吸收功能，减轻寒邪损及脾胃引起的不适感。此外，适当运动还有助于阳气升发，帮助脾胃除掉寒邪。脾胃阳虚的宝宝可通过练习蹲马步来健脾胃。

做法：双足开立约2倍肩宽，两手扶膝微蹲，注意膝盖不要超过足尖，上半身保持挺直，每次坚持1～2分钟，可视自身耐力量力而行。蹲马步还能强化下半身的肌力，对促进胃肠蠕动也较为有益。

暖暖中脘穴

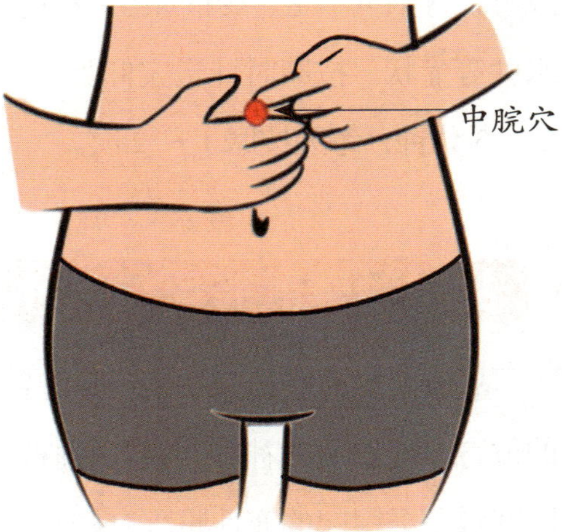

中脘穴

每天中午用暖贴或暖宝宝放在宝宝的中脘穴上暖半个小时，对调理脾胃阳虚有较好的疗效。中脘穴有调理消化功能、补中气、行气活血的功效，而中午全身气血最旺盛，阳气也最盛，暖贴或暖宝宝的热气可以透过中脘穴，很好地将阳气输送到胃部，让宝宝的脾胃暖起来。中脘穴很好找，在脐上4寸（拇指弯曲，其余四指并拢的宽度）的位置。

调理脾胃阳虚的明星食材

生姜

性微温，能暖脾胃，助阳气，止冷痛，对脾胃阳虚或因受寒引起的胃冷痛、上吐下泻有较好的疗效。

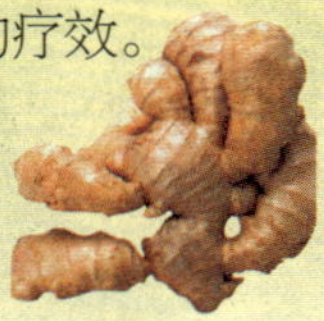

羊肉

性温，可温中暖下，益气补虚，常用于脾胃虚寒、腹部冷痛、虚劳羸瘦等，尤适合阳气不足、形体瘦弱、虚寒冷痛者常食。

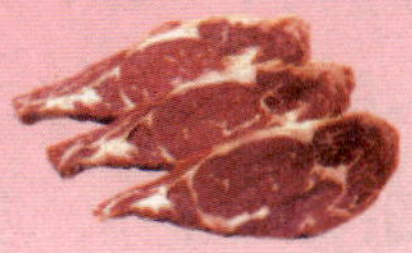

红糖

性温，可补中益脾，活血化瘀。《医林纂要》称其可“暖胃，补脾，缓肝，祛瘀，活血，润肠”。

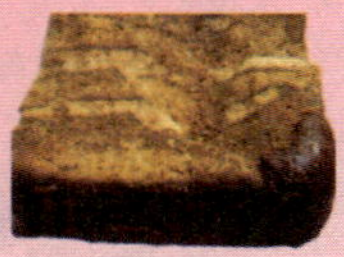

韭菜

性温，可温中行气。《本草拾遗》称其可“温中，下气，补虚，调和腑脏，令人能食，益阳，止腹冷痛”。

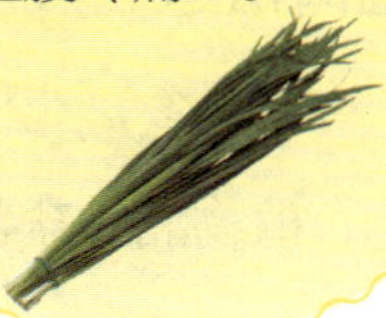

糯米

《本草纲目》记载其“暖脾胃，止虚寒泄痢”。《名医别录》称其“温中，令人多热，大便坚”。炒制后温中止泻的效果更好。

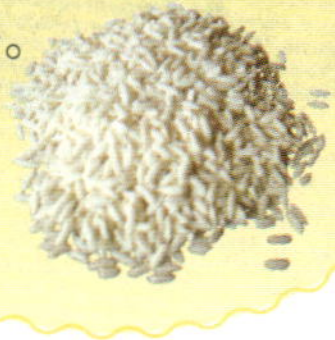

大蒜

性温，可暖脾胃，行滞气，消积滞，止泻痢，杀菌驱虫，常用于食欲不振、饮食积滞、心腹冷痛、痢疾等。

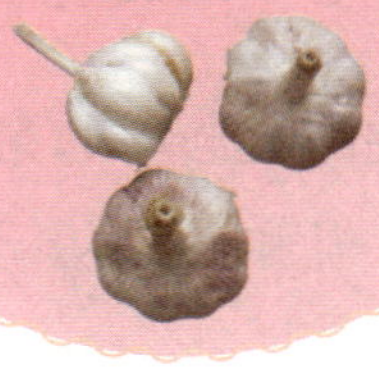

蒜薹炒羊肉

——温补脾胃

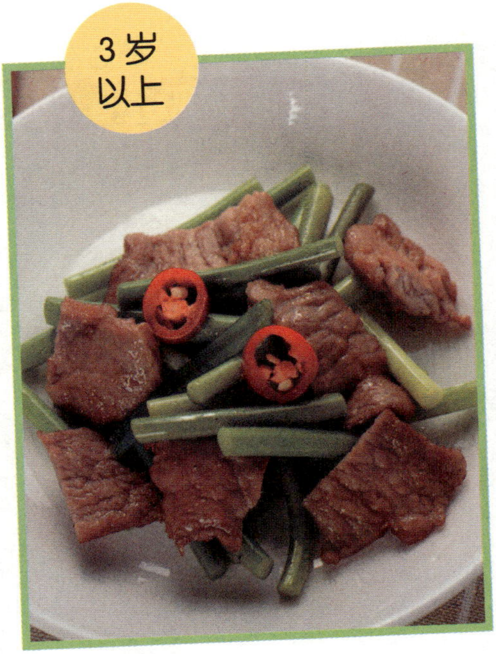

材料： 羊肉条250克，姜、蒜薹各50克，小红辣椒1个，料酒、盐、酱油、甜面酱、水淀粉、植物油各适量。

做法：

1. 羊肉条洗净，切段，加料酒、盐拌匀腌渍；姜洗净，切丝；小红辣椒洗净，切圈；蒜薹洗净，切段；水淀粉、酱油、盐调成芡汁。

2. 锅内倒油烧热，加羊肉炒至变色，加姜丝、红椒圈、蒜薹段煸炒片刻，加入甜面酱炒匀，加芡汁勾芡即可。

虾皮韭菜炒鸡蛋

——温胃祛寒

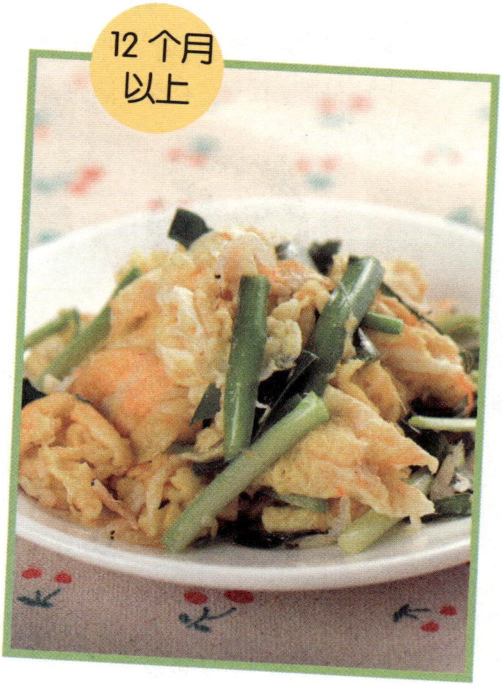

材料： 鸡蛋2个，韭菜25克，虾皮15克，植物油、盐各适量。

做法：

1. 韭菜择好，洗净，切段；鸡蛋打入碗内，打散；虾皮洗净。

2. 锅置火上，倒入油，烧至七成热时，倒入鸡蛋液，快速翻炒至熟，盛出。

3. 原锅中倒入韭菜段，翻炒至断生，加虾皮、盐和炒熟的鸡蛋翻炒均匀即可。

蒜泥蚕豆

—— 祛寒健胃

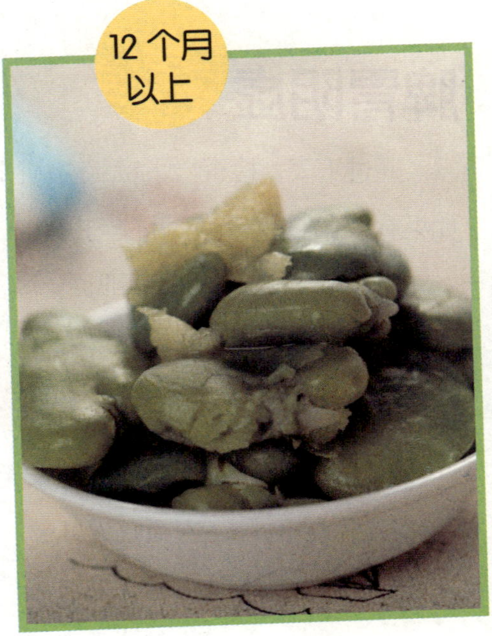

材料： 鲜蚕豆 250 克，蒜、酱油、盐、醋各适量。

做法：

1. 蒜去皮，捣成泥，放入酱油、盐、醋，搅拌成蒜泥调味汁。

2. 将蚕豆洗净，去壳，放入凉水锅内，大火煮沸后改用中火煮 15 分钟至酥而不碎，捞出沥水。

3. 将蚕豆放入盘内，浇上蒜泥调味汁，搅拌均匀即可。

姜丝蒸鲢鱼

—— 温阳健脾

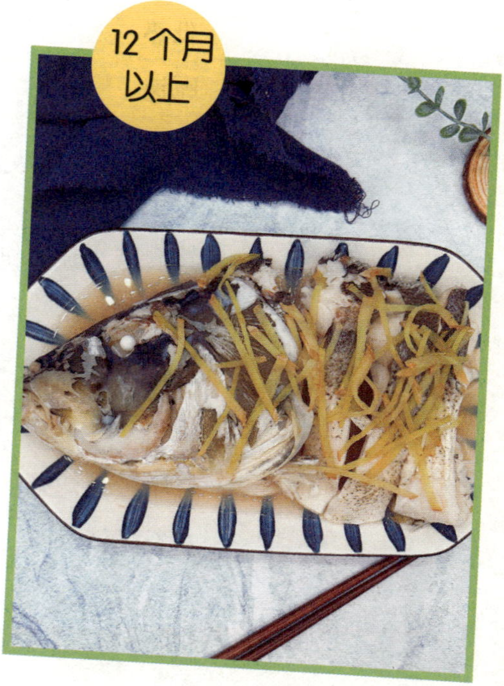

材料： 鲢鱼 500 克，生姜 1 块（约 5 克），盐 2 克。

做法： 生姜洗净，切丝；鲢鱼收拾干净，切段，涂抹上盐，腌渍入味，加姜丝拌匀，装盘，放入蒸锅中蒸熟即可。

脾胃阴虚

通过下表，检查一下宝宝 1 周内是否有 3 ～ 4 天出现了如下症状，如果有，请在此症状后面的空白处画上“√”，超过了 6 个（不包括 6 个）“√”，就说明宝宝是脾胃阴虚。

自检分类	症状	自检填写
舌诊	舌红少苔或无苔	
面诊	面色发红	
足诊	足部发热	
望	神疲乏力	
	肌肉瘦削	
	心烦	
	低热	
闻	呃逆	
问	手心发热	
	口干咽燥	
	饮食减少或知饥不食	
	食后腹胀	
	口干不欲饮	
	干呕	
	腹中轻度灼痛	
	水谷不消	
	便难或不调	

脾胃阴虚的调养逻辑

滋阴与清热并用

脾胃阴虚者体内津液亏少，脾胃的阳热之气相对偏旺，脾胃易生燥热。因此，脾胃阴虚者需滋阴与清热并用，滋阴即可除热，清热可以存阴。可选择的食物有牛奶、豆浆、百合、绿豆芽、青菜、银耳、蘑菇、番茄、西瓜、甘蔗、草莓、柚子、蜂蜜等。

保血、养血能生津

中医认为，津血同源，意思是津液和血液都是由饮食水谷所化生。血也能生津，血液中的水液渗出脉外时，就会化成津液。失血或血瘀会造成津液不足，而保血、养血就可生津。因此，脾胃阴虚者应注意将滋阴、养血相结合。

轻拍足太阴脾经

足太阴脾经简称“脾经”，是一条与脏腑联系极为密切的阴经。脾经的主干起于大足趾末端，沿大足趾内侧向上至内踝前边，再沿小腿内侧、大腿前内侧，一路上行进入腹部，并穿过膈肌，在食管两侧上行至舌下。拍脾经时，可以让宝宝取站姿，一只足稍微踏在高处，将脾经暴露出来，家长一手握空拳，沿着图片上脾经在人体体表的循行路线由上至下用掌指关节端轻轻拍打，力度适当，两腿轮换。脾经经气旺在巳时，即上午 9 ~ 11 时，此时拍脾经效果最佳。拍足太阴脾经能缓解胃胀、腹痛、大便干结、心胸烦闷等脾胃阴虚引起的不适感。

足太阴脾经

隐白
大都
太白
公孙
商丘
三阴交
漏谷
地机
阴陵泉
血海
箕门
冲门
府舍
腹结
大横
腹哀
食窦
天溪
胸乡
周荣
大包

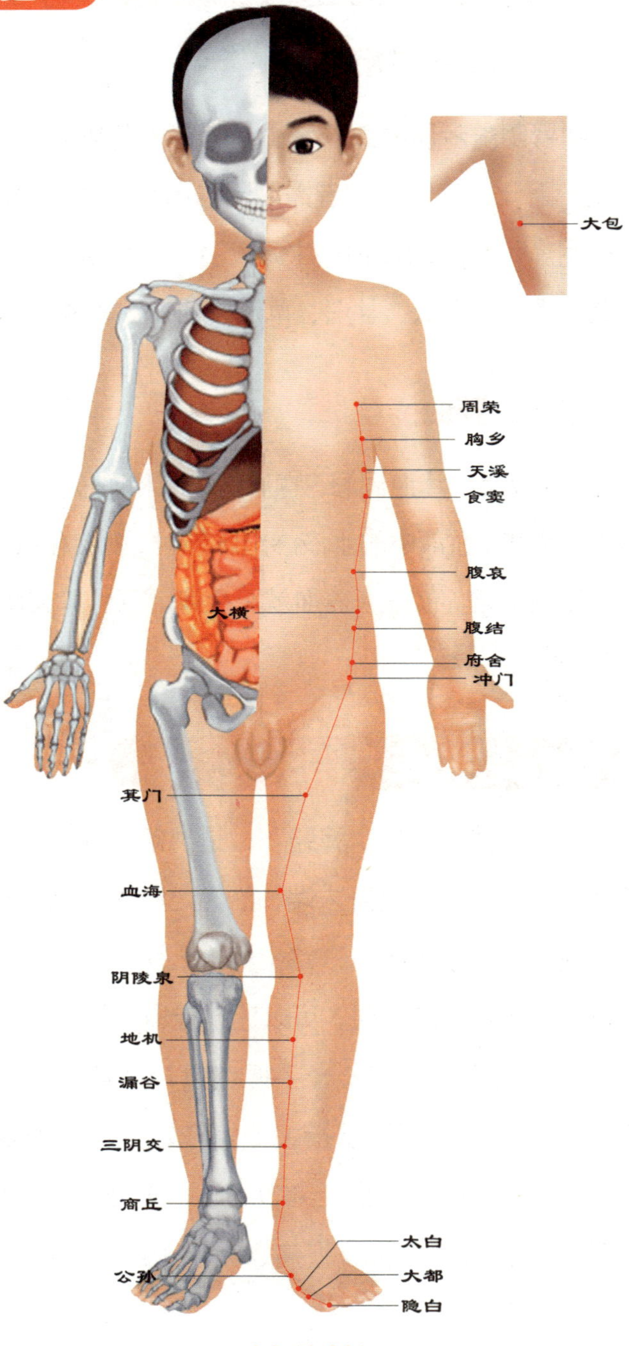

足太阴脾经

调理脾胃阴虚的明星食材

豆腐

平补脾胃，滋阴生津，常用于脾胃阴虚引起的口干咽燥、嘈杂似灼、大便不爽等。

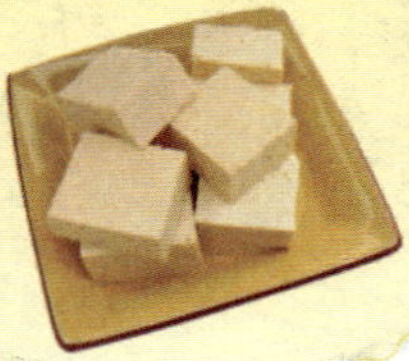

鸭肉

可滋阴健脾，常用于脾阴亏损引起的皮肤干燥、面色不荣而无光泽、低热盗汗、大便干结等。

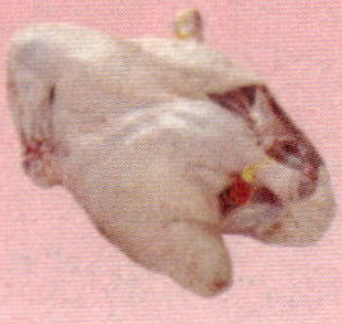

百合

可补脾润肺，清心解毒，止咳定喘，常用于由脾阴亏损引起的口干不渴、手足心热、烦心干咳等。

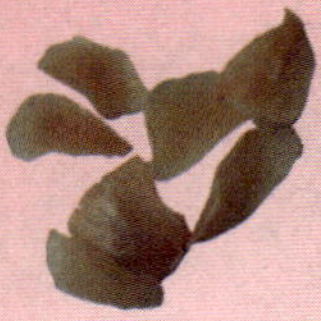

银耳

能清肺热、养胃阴，并能补脾开胃，滋润而不腻滞，有扶正固本和较好的滋补润泽作用。

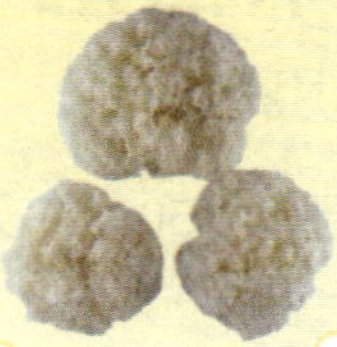

兔肉

可养阴清热、益胃，常用于由胃阴亏虚引起的胃脘灼热、口干不欲饮、大便干结、颜面干枯等。

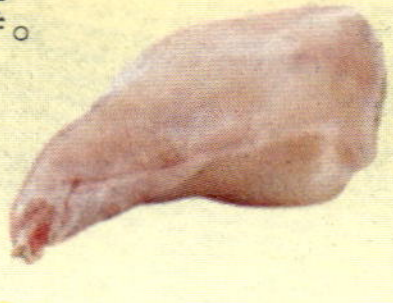

绿茶

养胃阴，止消渴，常用于由胃阴不足引起的口渴多饮，以及热病伤阴、口干烦躁等。

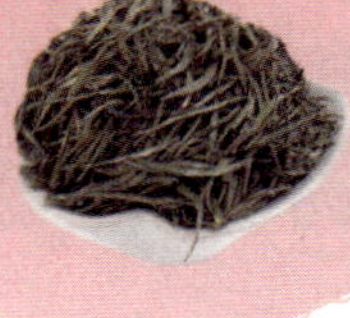

素炒豆腐

—— 养胃阴，止吐酸

材料：豆腐 50 克，胡萝卜、黄瓜各 20 克，料酒、葱末、姜末、盐、香油、植物油各适量。

做法：

1.将豆腐、胡萝卜、黄瓜分别洗净，切片。

2.锅内倒油，烧热后用葱末、姜末炝锅，随后加入豆腐片、胡萝卜片、黄瓜片煸炒透，加入料酒、盐调味，淋入香油即可。

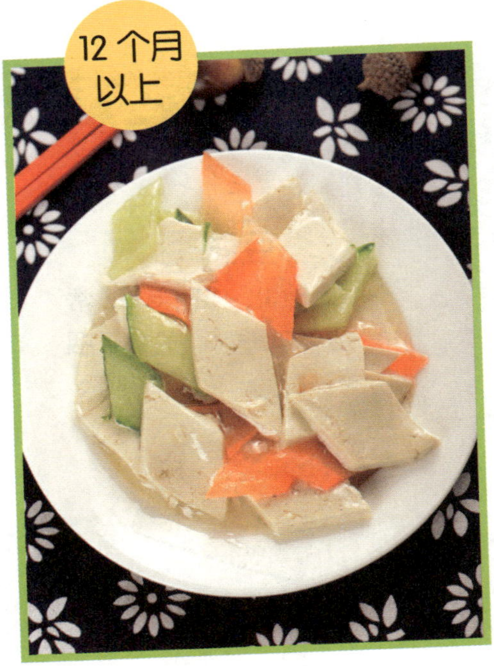

鸭蓉米粉粥

—— 养阴清热

材料：鸭脯肉 50 克，米粉 75 克，植物油适量。

做法：

1. 鸭脯肉洗净，剁碎。

2. 锅置火上，倒油烧热，放鸭肉碎慢炒成鸭茸。

3. 用凉水将米粉调开，倒入锅内，加温水拌匀，用大火煮沸后，加鸭茸，转小火焖煮 5 分钟即可。

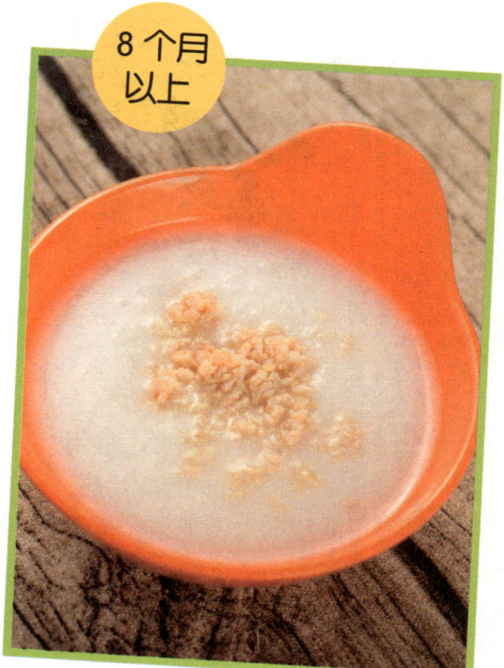

双米银耳粥

—— 养胃生津

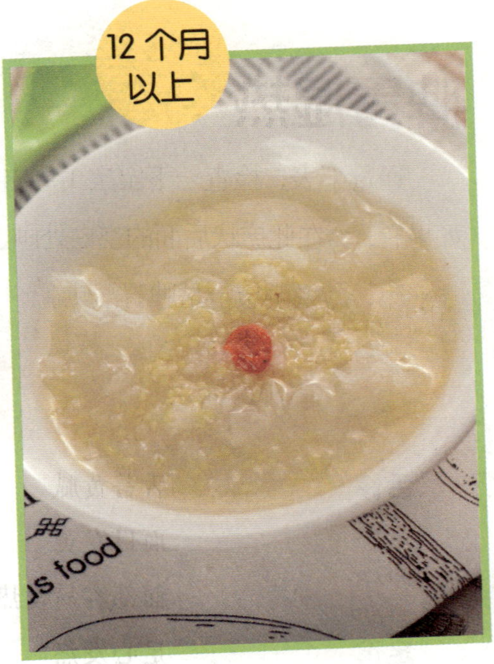

材料： 大米、小米各 30 克，水发银耳 20 克。

做法：

1. 大米和小米分别淘洗干净备用；水发银耳去蒂，择洗干净，撕成小朵。

2. 锅内放水，加入大米、小米，大火煮沸后，放入银耳，转中火慢慢煮约 15 分钟，至银耳将溶之时关火即可。

芹菜兔肉煲

—— 改善胃阴亏虚

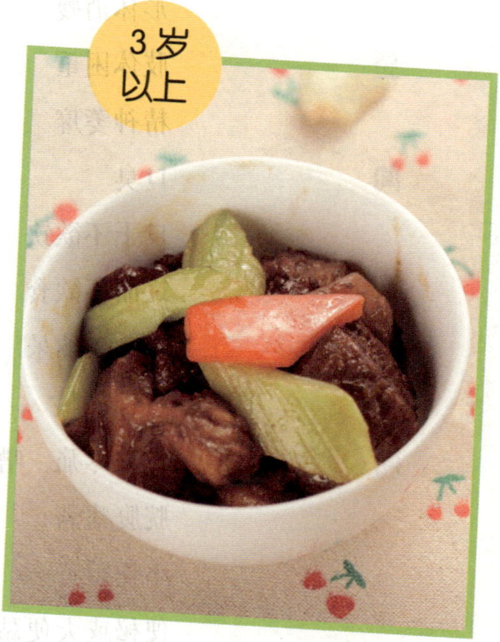

材料： 兔肉块 100 克，芹菜段 100 克，胡萝卜片、姜片、葱花、水淀粉、酱油、盐、植物油各适量。

做法：

1. 兔肉块洗净，用水淀粉、酱油腌制；芹菜段、胡萝卜片放入热油锅内炒熟，盛出。

2. 起油锅，放姜片、葱花爆香，爆过兔肉，放入少许清水，盛入瓦锅内，小火煮至兔肉熟，加入炒熟的芹菜段和胡萝卜片，加盐调味即可。

脾胃湿热

通过下表，检查一下宝宝 1 周内是否有 3 ~ 4 天出现了如下症状，如果有，请在此症状后面的空白处画上“√”，超过了 6 个（不包括 6 个）“√”，就说明宝宝是脾胃湿热。

自检分类	症状	自检填写
舌诊	舌苔黄腻	
面诊	面目发黄	
	面部容易发热	
足诊	足心发热	
望	形体消瘦	
	肢体困重	
	精神萎靡	
闻	口臭	
问	口干不欲饮	
	饥而不欲食	
	呕恶、纳呆	
	口苦黏腻	
	胃脘疼痛、嘈杂灼热	
	脘腹痞满	
	小便短黄	
	便秘或大便黏腻不爽	
	便难或不调	

按摩阴陵泉穴能清脾胃湿热

阴陵泉穴有“健脾利湿第一穴”之称，擅长清湿热。阴陵泉穴是脾经水湿之气聚积的地方，经常按摩此穴，能健脾益气，促进脾运化水湿，调理因脾经湿滞所引起的水肿、腹胀、腹泻、小便不利、黄疸等症。取穴时，从宝宝的膝关节内侧向下摸，至胫骨内侧髁下方，可以摸到一个凹陷，这个地方就是阴陵泉穴。按摩时，可以每次按揉宝宝两腿的阴陵泉穴各 180 次，每天早晚各按摩 1 次，最好两条腿依次按摩，一般 2 周左右就能收到不错的效果。

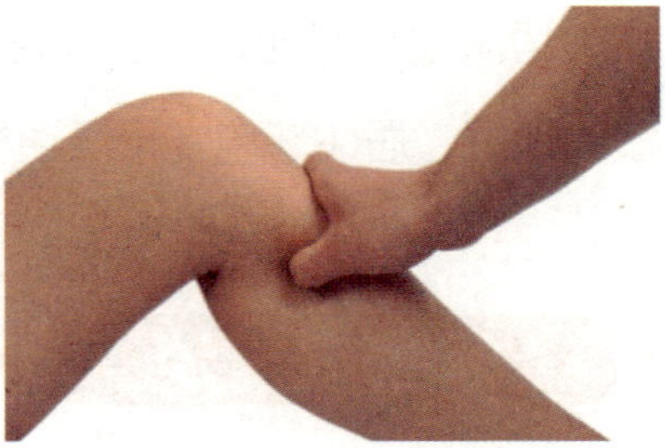
阴陵泉穴

适当做一些中等强度的运动

因为湿和热黏腻难除，因此，脾胃湿热的宝宝应适度做些中等强度的运动，如爬山、游泳、各种球类、武术等。夏天自然界中的湿热之气较重，宝宝易被湿热所伤，出现浑身乏力、精神不振、腹泻等湿热症状，湿热伤及脾胃，还会导致宝宝容易饿但身形消瘦。宝宝身体里面有了湿热，除了需要注意饮食之外，还需要适当运动，适当运动至发汗可有效除掉体内的湿热。前面提到的那些中等强度的运动，就有助于宝宝发汗而排出湿热。

居住环境宜干爽

脾胃湿热可因饮食不调酿成湿热，内蕴脾胃而引起，也可因感受湿热，交阻于中焦而引起，成因是湿热蕴结不解，多形成于先天禀赋或久居湿地。因此，应让脾胃湿热的宝宝避暑湿，避免居住在低洼潮湿的地方，居住环境宜干燥通风。

饮食宜清淡

家长应少给脾胃湿热的宝宝吃羊肉、韭菜、辣椒、生姜、花椒、胡椒、火锅、烧烤、煎炸等甘温滋腻及辛温助热的食物，可适量给其多吃点儿绿豆、赤小豆、黄瓜、芹菜、莲藕等甘平、甘寒的食物。

胃火导致牙痛，多按揉曲池穴

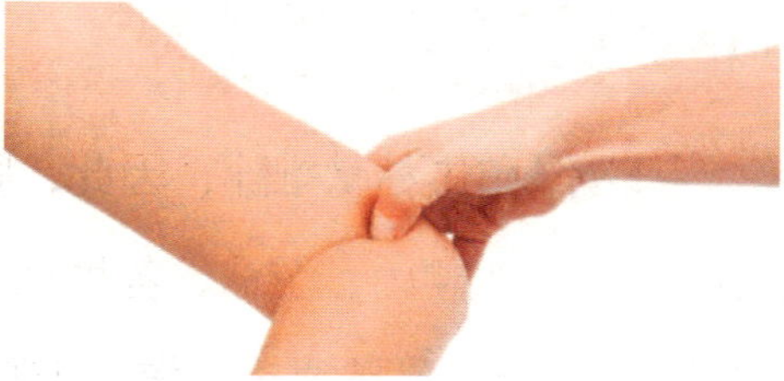
曲池穴

胃火，即胃热，多由邪热犯胃，或嗜食辛辣、过食膏粱厚味，助火生热，或因气滞、血瘀、痰湿、食积等郁结化热，化火，以上均能导致胃热（胃火）。肝胆之火，横逆犯胃，也能引起胃热（胃火）。胃热会出现口渴、口臭、口干、咽干、口苦、牙龈肿痛、口腔溃疡、小便短赤、大便秘结等症状。按揉曲池穴，可有效改善胃火上炎所致的牙痛。

取穴时让宝宝屈肘成直角，肘横纹末端即为曲池穴，左右臂各有一穴。按摩时家长弯曲大拇指以指腹垂直点按此穴，以宝宝略感到疼痛为准，先左手后右手，每天早晚各1次，每次点按3～5分钟。

调理脾胃湿热的明星食材

薏苡仁

能健脾渗湿，清热排脓，除痹止泻，常用于脾虚湿热引起的泄泻、水肿、肠痈等。

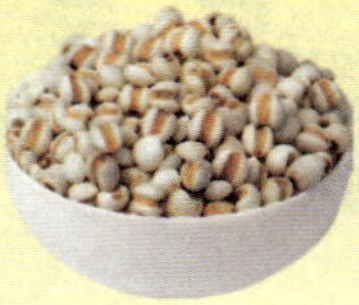

绿豆

性寒，可清热解毒、消暑、利尿，尤宜夏季暑湿所致脾胃困阻、食欲不振、身热烦渴、呕吐泄泻的宝宝食用。

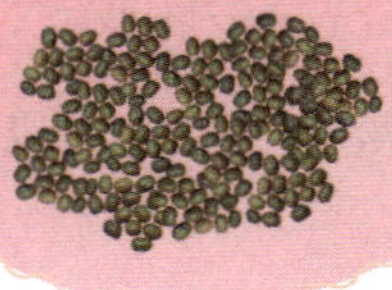

芹菜

性凉，能清热利湿，平肝凉血，常用于身热烦渴、呕吐、腹泻等。《随息居饮食谱》记载其能“清胃涤热”。

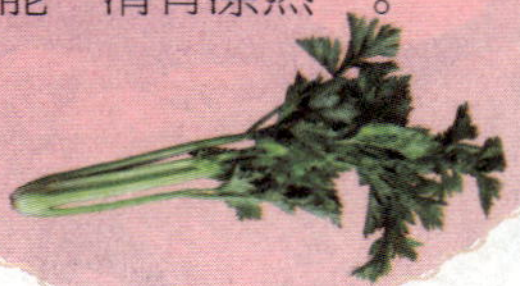

黄瓜

也叫凉瓜，性寒，可清胃火、除湿热、利尿，常用于烦渴、小便不利。

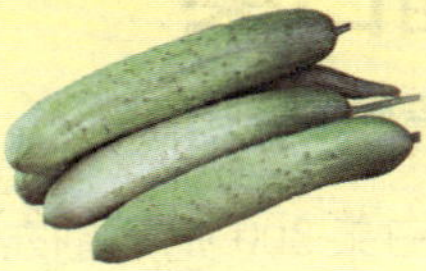

大白菜

能清肠胃之热，消食气，通利大小便，消炎化痰，常用于肠胃积热引起的便秘及各类上火症状。

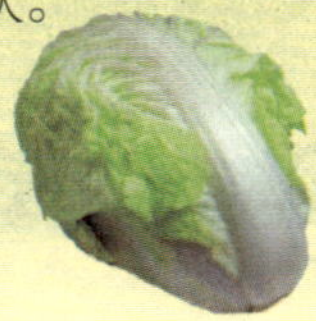

甘蔗

甘蔗性寒。唐代诗人王维有诗曰：“饱食不须愁内热，大官还有蔗浆寒。”可见，当时人们通过饮用甘蔗汁来缓解胃热。

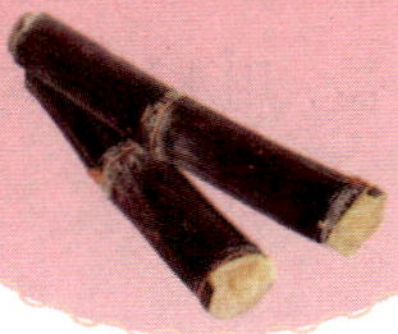

凉拌海蜇黄瓜丝

——清胃火，除湿热

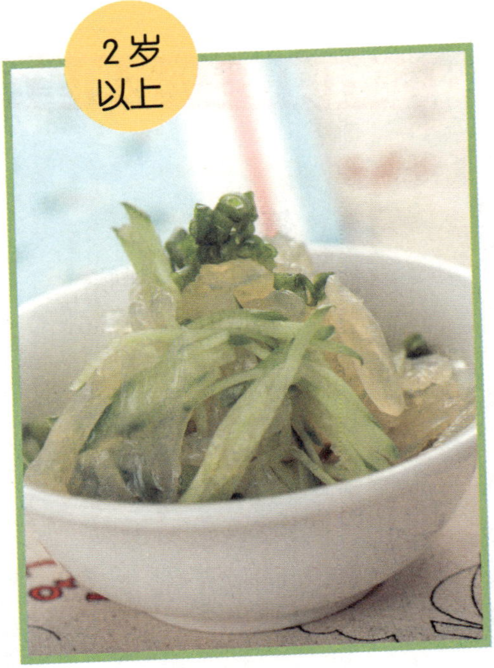

材料： 海蜇100克，嫩黄瓜150克，葱花、香油、酱油、醋、盐、鸡精各适量。

做法：

1. 嫩黄瓜洗净后切成丝，装入盘底。
2. 海蜇漂洗干净后，切成丝撒在黄瓜丝上。
3. 将葱花、盐、香油、醋、酱油和鸡精放一起调好味，浇在海蜇黄瓜丝上即可。

醋熘白菜

——清脾胃积热

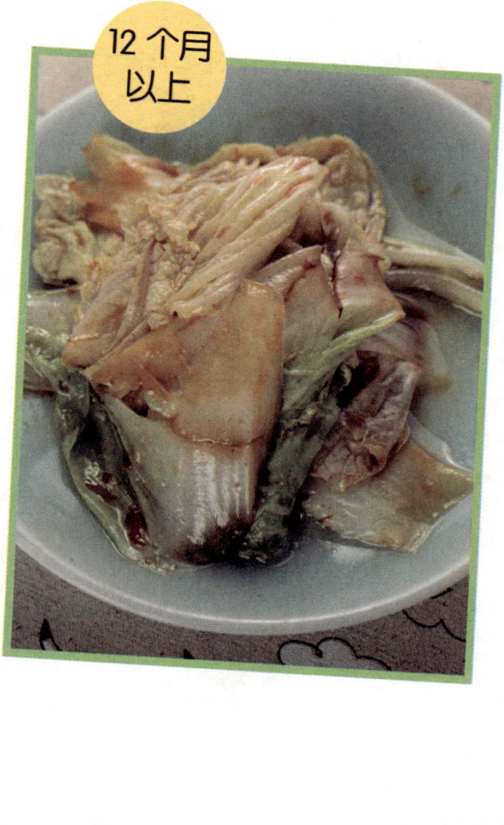

材料： 白菜300克，植物油、花椒、盐、酱油、醋、白糖、水淀粉各适量。

做法：

1. 将白菜洗净，斜刀切块。
2. 将油倒入锅内，放入花椒，投入白菜，煸炒几遍，烹醋、酱油，加白糖、盐，用水淀粉勾芡即可。

凉拌西芹

——清热利湿

材料： 西芹150克，盐、白糖、醋、香油各少许。

做法： 西芹择洗干净，焯水，过凉后沥干水分，斜刀切片，加盐、白糖、醋和香油拌匀即可。

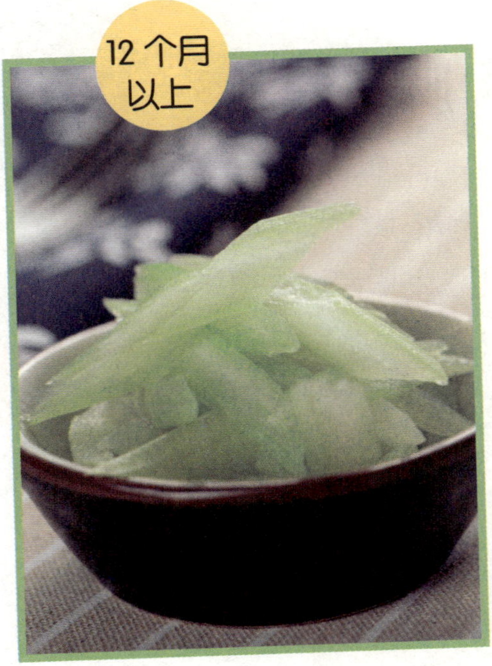

绿豆海带粥

——清热解毒，祛湿

材料： 大米100克，绿豆、水发海带丝各50克，盐适量。

做法：

1. 大米洗净，沥干；绿豆洗净，泡水2小时。

2. 锅中加水煮开，放入大米、绿豆、海带丝略搅拌，待再煮滚时改中小火熬煮40分钟，加入盐拌匀即可。

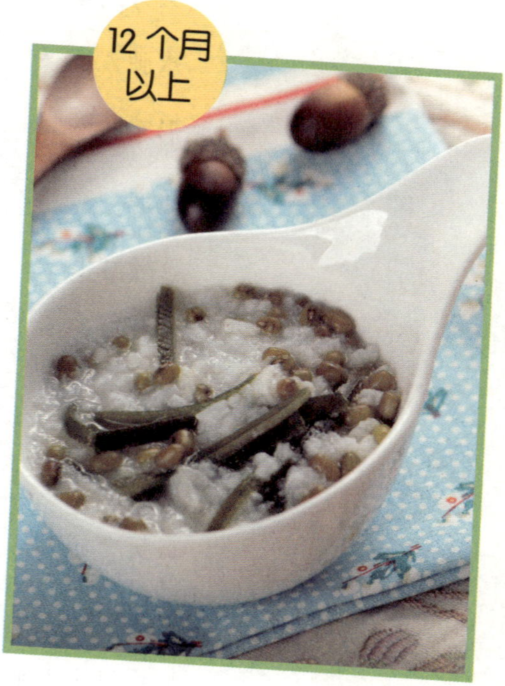

脾胃寒湿

通过下表，检查宝宝1周内是否有3～4天出现了如下症状，如果有，请在此症状后面的空白处画上“√”，超过了6个（不包括6个）“√”，就说明宝宝是脾胃寒湿。

自检分类	症状	自检填写
舌诊	舌苔厚而白	
面诊	面色苍白	
足诊	足部发凉	
望	头身困重	
	水肿	
	形寒肢冷	
闻	呃逆	
问	食欲减退	
	恶心呕吐	
	口泛清水	
	脘腹胀满	
	胃脘冷痛	
	小便短少	
	腹痛便溏或泄泻	

除寒湿就找丰隆穴

丰隆穴归属于胃经，是胃经的络穴，又联络脾经。丰隆原意是指古代神话中的雷神。丰隆穴，顾名思义，就是假借丰隆这个象声词，把脾胃中的湿浊像打雷下雨一样排出去。丰隆穴能调理脾和胃两大脏腑，有很好的除湿祛痰的功效。丰隆穴擅长除寒湿。取穴时可以让宝宝正坐、屈膝、垂足，外膝眼到外踝尖连线的中点处即为丰隆穴，左右腿各有一穴。家长可以用双手的拇指指腹各按于宝宝同侧的丰隆穴，同时按揉 20 次。每天按摩 2 次，早晚各 1 次。按压力度以宝宝能耐受为佳。

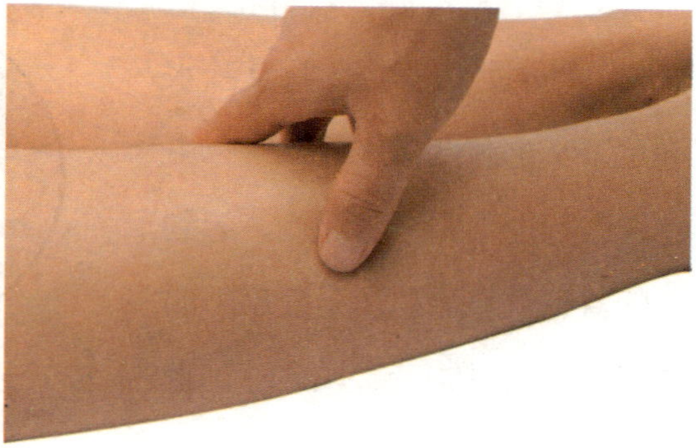

丰隆穴

自制香囊赶走脾胃寒湿

准备好香囊，以及香橼 10 克，草果 10 克，丁香 10 克，藿香 10 克，川芎 10 克，艾叶 10 克，肉桂 10 克，干姜 15 克，将所有药材磨成粉后混合均匀，平均分成 10 份，取其中 1 份用纱布包好，装入香囊中。此香囊可温胃健脾，散寒祛湿，行气和胃，有助于改善脾胃寒湿宝宝没有精神、食欲差等症状。对于 3 岁以内的宝宝，家长可以将香囊放在其床头或者悬挂于房间内；3 岁以上的宝宝，可以随身佩戴香囊，挂在颈部、腰间等任意一处。一般 7 ~ 10 天，当香囊没有什么味道的时候，可制作新的香囊进行替换。

艾叶水泡足祛寒除湿

艾（叶）又称香艾、陈艾，味苦，性温，入脾经。用艾叶水泡足，艾之温性借水之热气，更有助“药性”循经脉而行，起到暖脾胃、祛寒除湿及温散瘀阻的作用。过饥过饱者、风热感冒者不宜用。

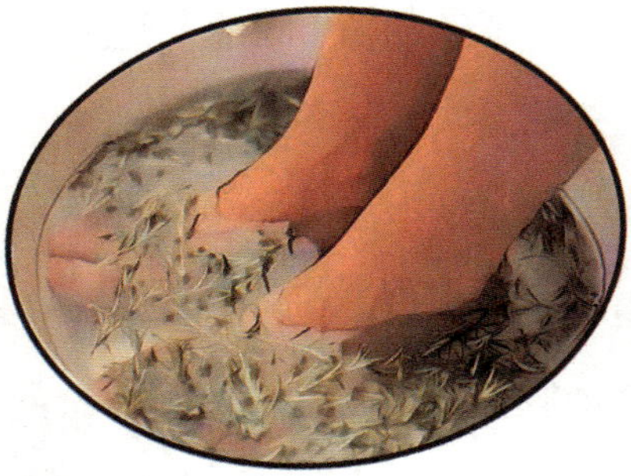

艾叶水泡足

可以取一小把艾叶，煮水后泡足。如果艾叶不好找也可以用纯艾叶做成的艾条，取 1/4 撕碎后放入泡足盆里，用滚开的水冲泡一会儿。等艾叶泡开后，再加入一些温水泡足，泡到宝宝全身微微出汗即可。

用艾叶水泡足期间，要注意休息，多喝温开水，注意不要给宝宝吃寒凉的食物。一般要连泡数次，约 2 ~ 3 天后即可有效。还可在用艾叶水泡足的同时喝一杯生姜红枣水。

人体寒湿分五级

级别	寒湿的位置	主要表现
一级寒湿	多在表皮	皮肤瘙痒、湿疹湿疮
二级寒湿	多在肌肉	酸困累乏、腰酸乏力、关节酸重
三级寒湿	多在骨骼	以颈椎病、肩周炎、腰痛、关节炎等为常见疾病
四级寒湿	多在脏腑	畏寒肢冷、腹痛腹泻、全身浮肿
五级寒湿	体内深处	易患囊肿、息肉、肌瘤、结节等

调理脾胃寒湿的明星食材

高良姜

性温，能祛寒湿，温脾胃，适用于由脾胃寒湿引起的吐泻、脘腹冷痛。

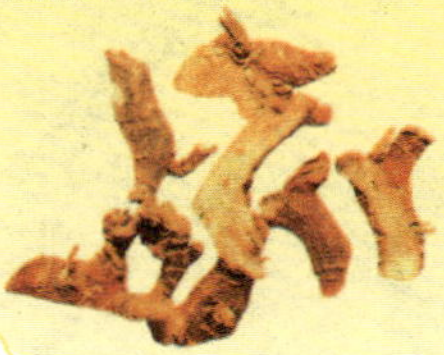

花椒

性温，可温中散寒，除湿止痛，适用于由脾胃寒湿凝滞引起的吐泻、腹痛。

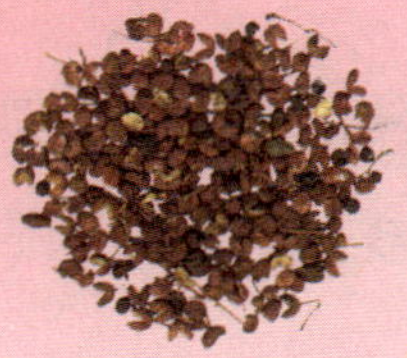

小茴香

性温，能温中散寒，调中醒脾，适用于脾胃寒湿冷痛、食欲不振、呕吐等。

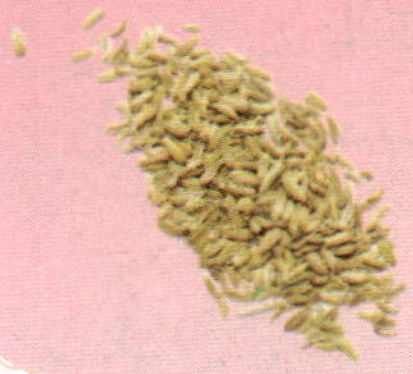

砂仁

能温中散寒，健脾和胃，适用于脾胃寒湿引起的反胃食少、呕吐泄泻、腹胀冷痛等。

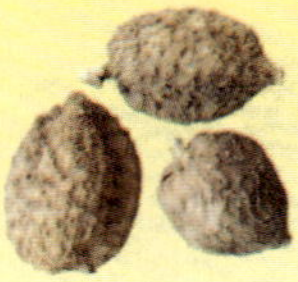

香菜

性温，可健脾养胃，散寒理气，适用于由脾胃寒湿或虚寒引起的脘腹胀满、饮食积滞不下、消化不良、反胃等。

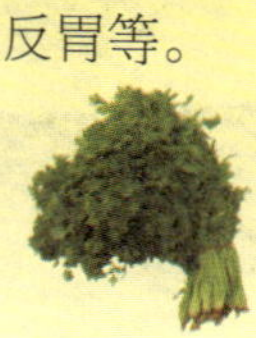

羊肉

性温，能温中暖下，使脾胃温暖安和，缓解因虚弱寒冷或湿气阻滞引起的脾胃不适。

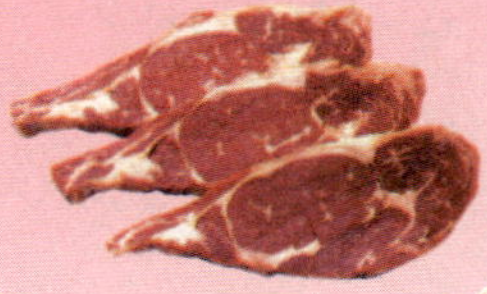

羊肉炒空心菜

——健脾胃，祛寒湿

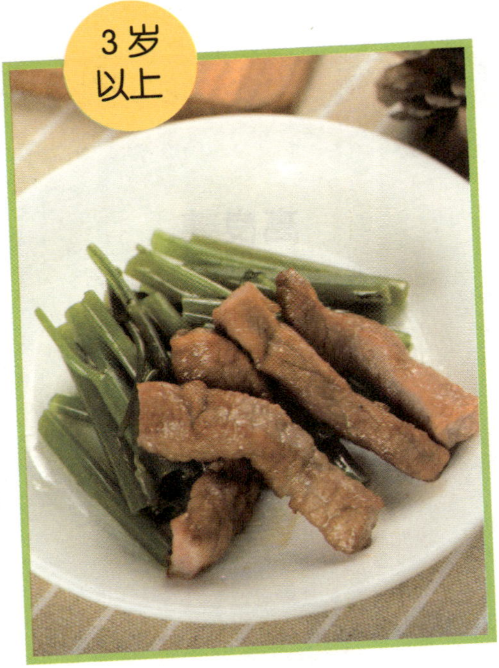

材料： 羊肉100克，空心菜75克，蒜、姜、植物油、料酒、淀粉、盐、沙茶酱、蚝油、白糖、香油各适量。

做法：

1. 羊肉洗净，切条，加入料酒、淀粉、盐拌匀，稍腌渍后过温油备用。

2. 空心菜洗净，切段；蒜去皮，洗净，拍碎；姜洗净，切丝。

3. 油锅烧热，将蒜末、姜丝、空心菜段炒匀，加入盐、沙茶酱、蚝油、白糖及羊肉条，大火炒熟，滴入香油即可。

凉拌香菜

——暖脾胃，理气

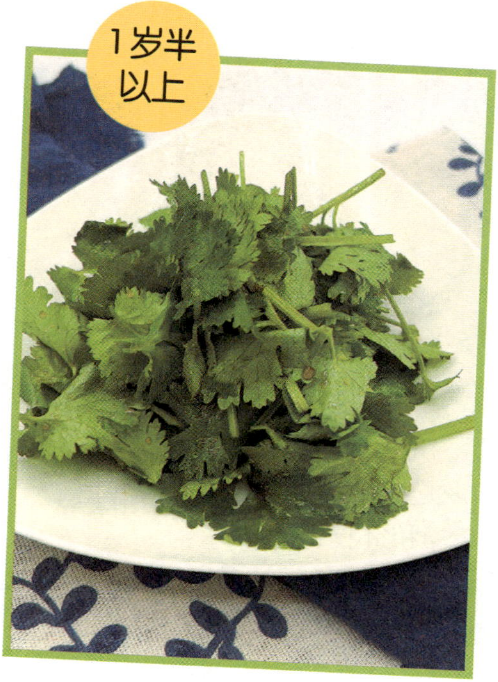

材料： 香菜120克，熟植物油（或熟辣椒油）、酱油、盐、醋适量。

做法：

1. 香菜洗净、切段。

2. 用熟植物油（或熟辣椒油）、酱油、盐、醋拌匀即可。

青花椒蒸鲈鱼

—— 温中散寒

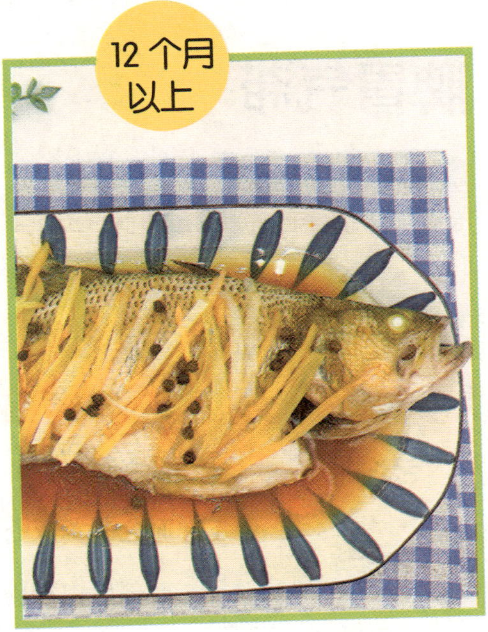

材料： 鲈鱼 1 条，青花椒 3 克，葱丝、姜丝、蒸鱼豉油、植物油各适量。

做法：

1. 鲈鱼收拾干净，在鱼腹内放一些青花椒。

2. 取蒸盘，铺上一些葱丝、姜丝、青花椒，上面放上鲈鱼，剩下的青花椒撒在鱼身表面，再放上剩下的葱丝和姜丝，放入蒸锅，蒸熟后取出，淋上蒸鱼豉油和热油即可。

高良姜卤鸡蛋

—— 补脾健胃温中

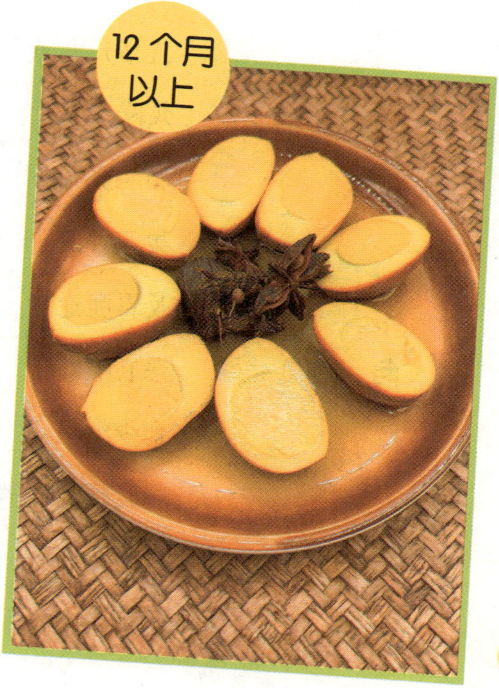

材料： 鸡蛋 5 个，高良姜 10 克，葱段、酱油、八角、花椒粒、草果、盐各适量。

做法： 鸡蛋煮熟，敲裂蛋壳。汤锅中加入 500 毫升清水和葱段、酱油、八角、花椒粒、草果、盐，大火烧开后用小火煮 5 分钟，做成卤汤，趁热放入煮好的鸡蛋浸泡 12 小时以上，鸡蛋去壳后淋入适量卤汤食用。

脾胃气滞

通过下表，检查一下宝宝 1 周内是否有 3 ~ 4 天出现了如下症状，如果有，请在此症状后面的空白处画上"√"，超过了 6 个（不包括 6 个）"√"，就说明宝宝是脾胃气滞。

自检分类	症状	自检填写
舌诊	舌色暗	
面诊	面色萎黄或苍白	
	面部肌肉松弛或不紧致	
望	形体消瘦	
	精神萎靡	
闻	喘息或气短	
	说话声音低弱	
问	烦躁失眠	
	胸胁胀痛	
	嗳气吞酸	
	反胃呃逆	
	恶心呕吐	
	食少纳呆	
	脘腹疼痛胀满	
	腹痛、肠鸣	
	便秘或大便干	

和胃理气找梁门穴

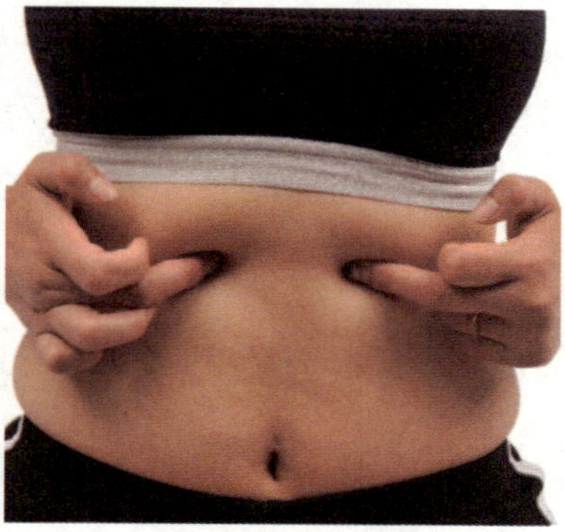

梁门穴

梁门穴是足阳明胃经的常用腧穴之一。梁，是指横木；门，是指出入的门户。梁门穴有和胃理气、健脾调中的作用，可用于缓解脾胃气滞的一些不适症状，如纳少、呕吐、嗳气吞酸、反胃呃逆等，并常用于缓解胃部疾病，如急慢性胃炎、胃下垂、胃溃疡、消化不良及神经性胃炎引起的食欲不振、胃痉挛等症状。

梁门穴位于上腹部，当脐中上 4 寸（三指横量为 2 寸），距前正中线 2 寸（拇指指关节的宽度为 1 寸），左右各有 1 穴。

按摩时可以让宝宝仰卧，家长用手指的指端对宝宝腹部左右两侧的梁门穴进行揉搓刺激，按摩约 1 分钟，待穴位处感觉微微热胀就可以，力度不宜过重。每天早晚各按 1 次。

推搓两肋健脾理气

推搓两肋能调理肝气不疏，肝气不疏会影响脾胃之气的升降，引起烦躁失眠、胸肋胀痛、嗳气吞酸、反胃呃逆等脾胃气滞的不适症状。肝经从两肋经过，推搓两肋有助于肝经的气血运行，还能刺激两肋处的大包穴和章门穴。这两个穴位具有健脾理气、疏肝解郁、调和肝胆脾胃等功效。推搓两肋时，家长可将双手的手掌分别放在宝宝两肋处，从上往下搓，或从前向后、从后向前搓，用力适中，搓到宝宝的两肋微微发热即可。这个动作可以经常做。

按揉耳朵上的脾胃反射区

耳朵上有很多的反射区，对应着我们身体的不同部位，刺激这些反射区可对相应脏器起到调理的作用。刺激耳朵上的脾、胃反射区，能促进消化，舒畅脾胃之气，改善由脾胃气滞引起的不适症状。操作时用拇指和示指捏着按揉此反射区，按揉至有酸胀且麻的感觉即可。

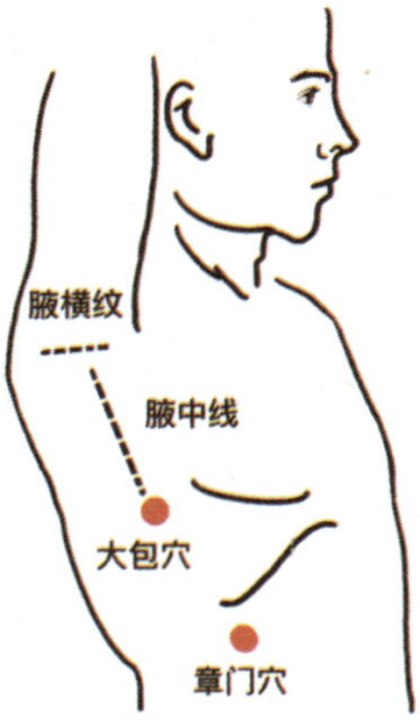

大包穴和章门穴

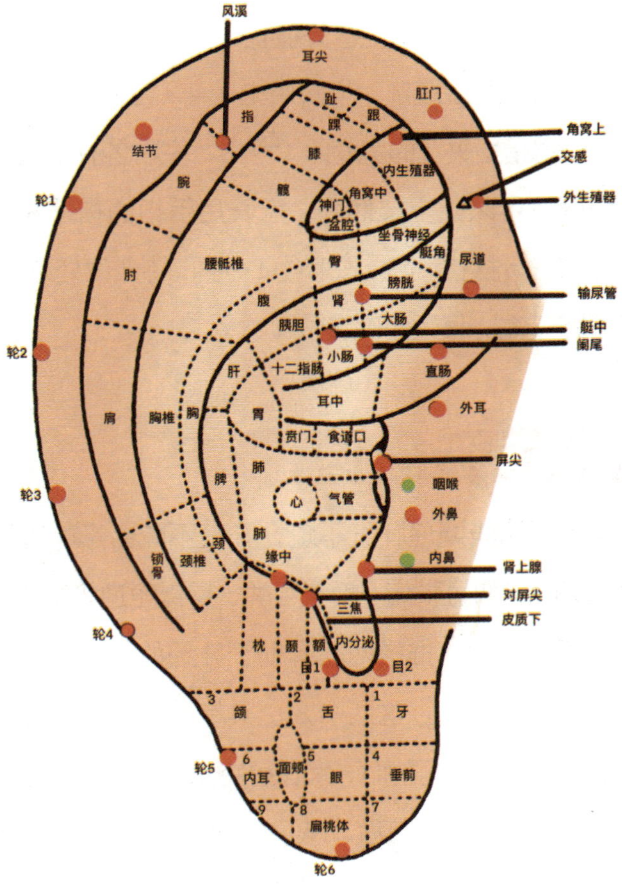

耳朵上的反射区

调理脾胃气滞的明星食材

玫瑰花

能行气解郁，活血散瘀，止痛，常用于肝胃气痛、食欲减退、恶心呕吐等。

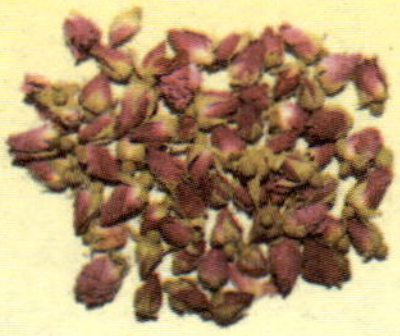

白萝卜

可下气宽膈，降逆止呕，化痰消滞，常用于食积胀满、反酸呕逆、反胃吐食等。

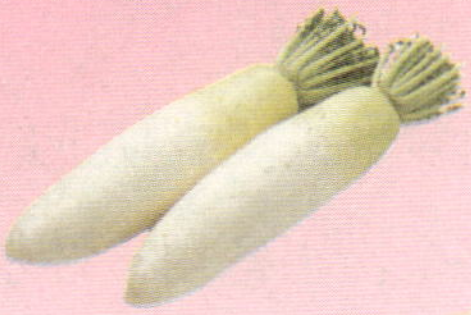

薄 荷

能和胃理气，常用于反胃、朝食暮吐等。《唐本草》记载其可“（治）恶气腹胀满，霍乱，宿食不消，下气”。

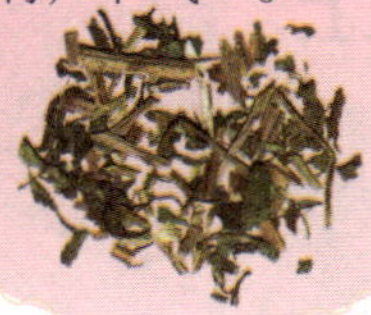

紫苏叶

可平肝和胃，行气宽中，化食解渴，常用于肝胃气滞、饮食不下、恶心呕吐等。

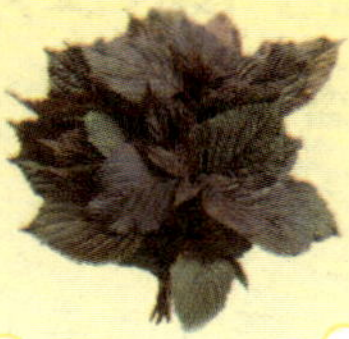

茉莉花

可健脾理气，辟秽开郁，安神止痛，常用于肝胃气痛、胸膈不舒、下痢腹痛等。

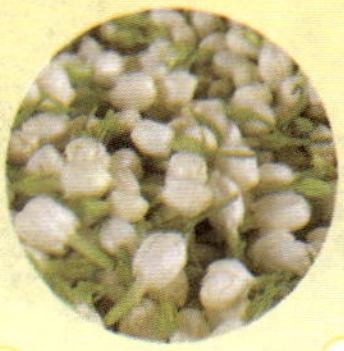

金 橘

可理气解郁，消食化痰，常用于胸闷郁结、脘腹痞胀、食欲不佳、食滞胃呆等。

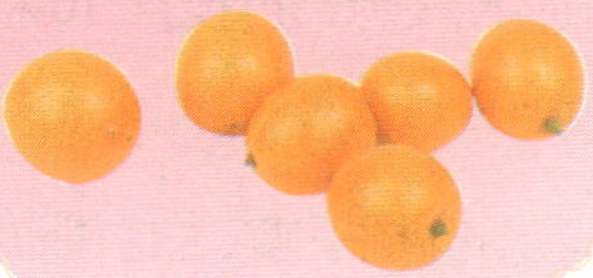

萝卜丝汤

——降逆止呕

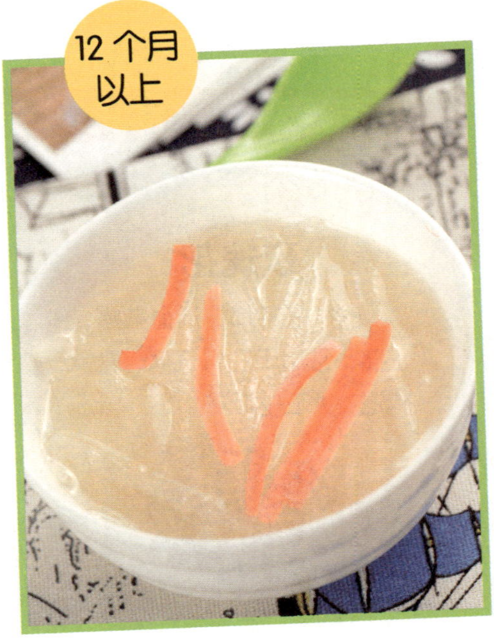

材料：白萝卜 100 克，火腿肠半根，面粉 15 克，植物油、虾米、姜末、胡椒粉、鸡精、盐、料酒、高汤各适量。

做法：

1. 将白萝卜去皮，切成细丝，过开水略氽捞出备用；虾米用开水泡软；火腿肠切细条。

2.锅内倒油，烧至五成热时，投入面粉略炒，随后加高汤，再将白萝卜丝、火腿肠条、虾米、姜末投入锅内，再加入胡椒粉、盐、鸡精、料酒，烧开，倒入小碗中即可。

橘子柠檬酸奶

——改善肝胃气痛

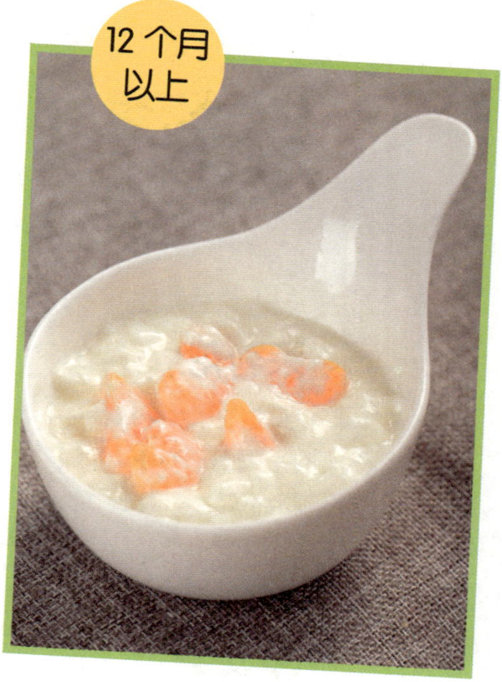

材料：浓缩的柠檬汁、酸奶各 200 毫升，新鲜橘子 1 个，白糖适量。

做法：

1. 橘子洗净，剥皮，分成瓣。

2. 柠檬汁用搅拌机搅拌 1 分钟，然后加入酸奶，再搅拌 10 秒钟，倒入碗中。

3. 放入新鲜橘子瓣，加白糖即可。

紫苏叶炒鸡蛋

——和胃行气

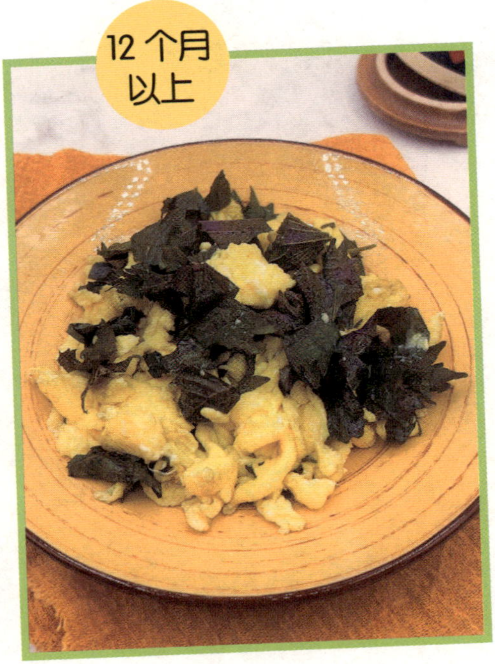

材料： 紫苏叶 50 克，鸡蛋 2 个，盐、植物油、料酒各适量。

做法：

1. 紫苏叶洗净，切碎；鸡蛋磕入容器，加少许料酒、盐打散搅匀。

2. 热锅倒油，待油热时放入鸡蛋液炒散，放紫苏叶，加入盐快速翻炒均匀即可。

凉拌薄荷叶

——缓解反胃

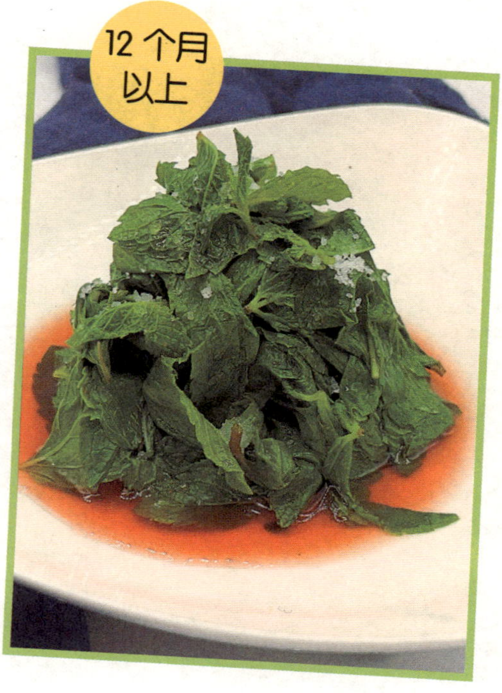

材料： 鲜薄荷叶300克，酱油、醋、鸡精、白糖、植物油、盐各适量。

做法：

1. 薄荷叶洗净，入沸水锅中略汆一下，捞出沥干水分。

2. 沥干水分的薄荷叶放盆内，加盐、白糖、酱油、醋、热油、鸡精等拌匀，装入盘中即可。

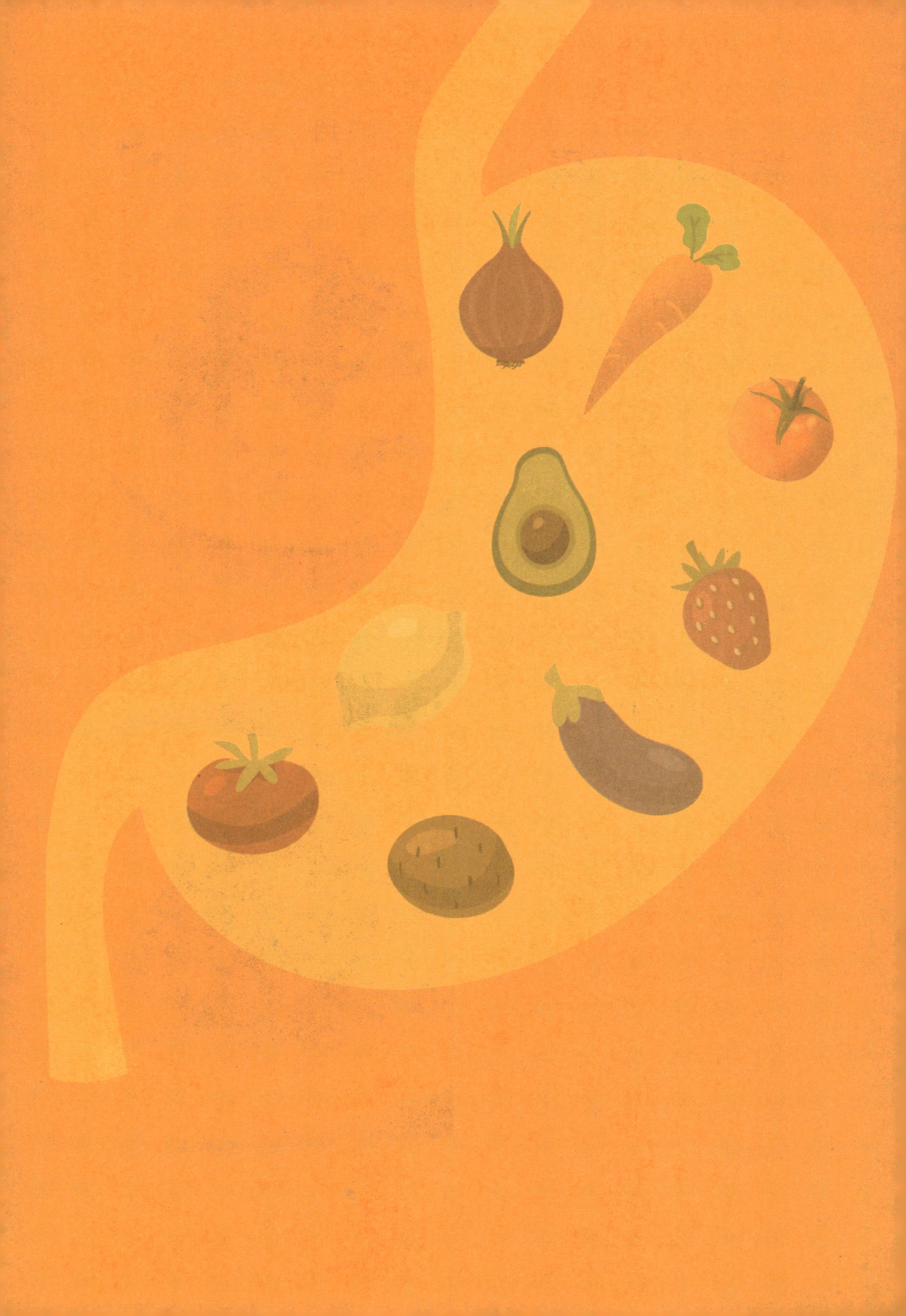

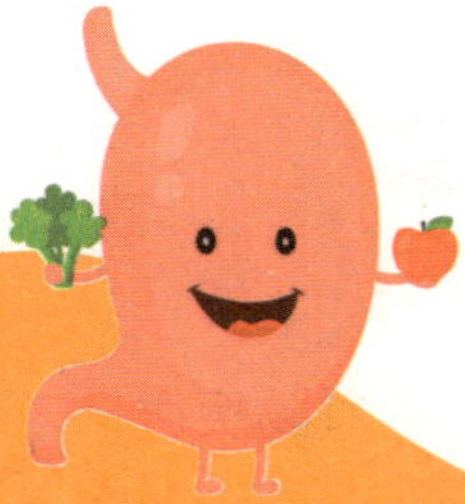

第六章

脾虚百病生，养好脾胃病不找

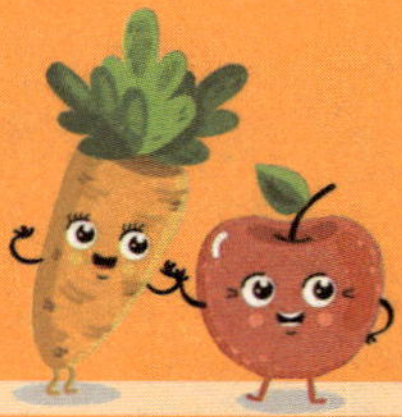

宝宝 90% 的常见病，都是脾胃不好添的乱。要想宝宝身体健康不生病，最重要的就是要养好脾胃。本节内容从调理宝宝的脾胃入手，轻松解决宝宝积食、发热、便秘、腹泻、咳嗽等常见病。

积食不消化，脾胃虚弱是根源

民间所说的“积食”，中医称其为“积滞”，为一种胃肠疾病，多因喂养不当，乳食过度，或过食生冷、肥甘及不易消化的食物，导致进食量超过自身的运化能力，使脾胃受损而引起。宝宝的生理特征就是脾常虚，即吃多一点点，都有可能导致食积碍脾，脾胃运化功能失常。

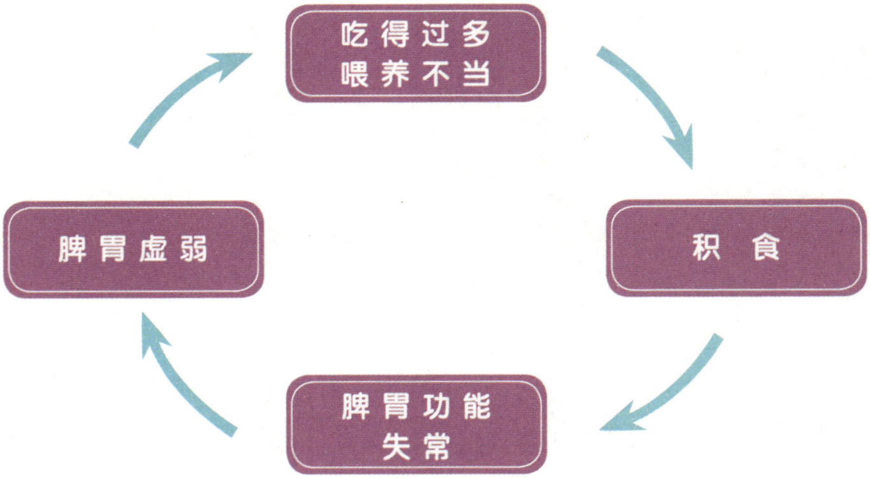

脾胃虚弱是积食的根源

快速判断宝宝是否积食了

要判断宝宝有无积食，家长可按照以下流程仔细观察。这些情况不一定同时出现，但每一条都可能为识别宝宝的积食提供参考。

观舌苔

健康的舌苔是淡红舌、薄白苔，有积食的舌苔通常白厚，如果积久化热，舌苔还会发黄。

闻口气

如果宝宝经常口臭，口中有很严重的酸腐味，说明其肚子里有未能及时消化、发酵发酸的食物，消化一定是有问题的。

看大便

宝宝大便的次数、时间、形状、气味这四个方面，如果其中有一个方面出现了改变，都提示宝宝可能积食了，应及时进行消食导滞。

查睡眠

《黄帝内经》中有“胃不合则卧不安”的说法。如果宝宝晚上睡觉时翻来覆去睡不踏实，有时还哭闹，很可能就是积食了。

调整饮食很关键

一旦发现宝宝积食了，家长应立刻调整其饮食，少给宝宝吃不易消化的食物（如肉类、红枣、葡萄、柿子等）、生冷、甜食，以及“易上火”的食物（如油炸、膨化食品等），让宝宝清淡饮食，三餐定时定量，从而减轻脾胃负担。此外，零食吃多了也会积食，家长应尽量让宝宝少吃零食。

莱菔子敷中脘，消食除胀

如果宝宝出现了积食，家长首先要调理其脾胃，可以用莱菔子敷压中脘穴。莱菔子就是萝卜的种子，有消食除胀的作用。将莱菔子装在纱布袋里，封好袋口，睡前敷在宝宝的中脘穴处，用医用胶布固定。此法可以改善积食引起的腹胀、便秘、食欲不振等。每晚敷1次，早上起床后去掉，敷至宝宝积食缓解即可。

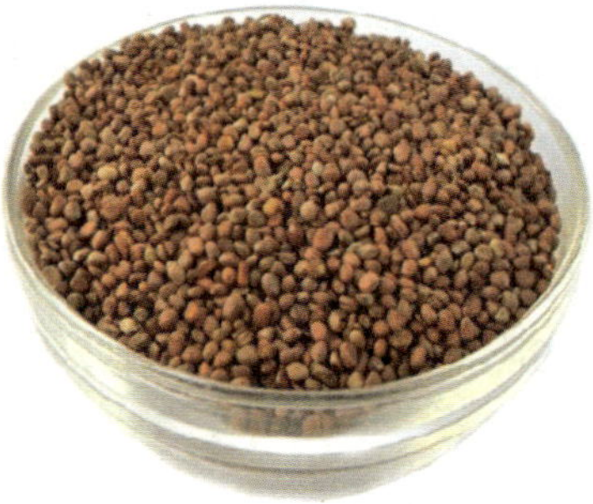

莱菔子

揉揉肚子，改善积食效果好

中医学认为，脾经、肝经和肾经的循行路线都经过肚子。揉肚子能够促进宝宝胃肠道蠕动，缓解积食，加速肠道内大便的排出。揉肚子时让宝宝仰卧，即平躺在床上，家长用右手四指或者掌心，以宝宝的肚脐为中心，做顺时针方向按揉，力度适宜即可。每次按揉5分钟，每天按揉2～3次。

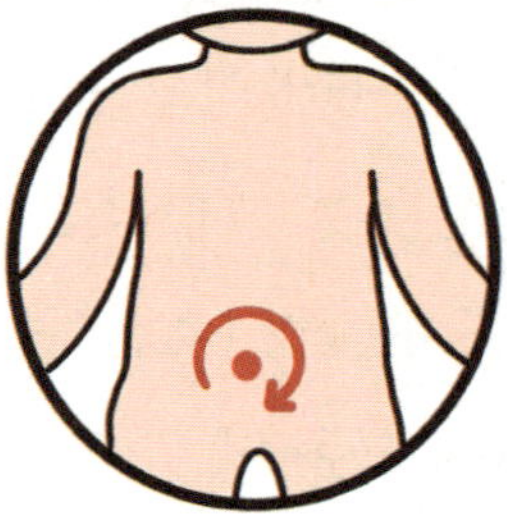

按揉肚子

麦芽煎

—— 消食化积，化谷积

材料： 生谷芽、麦芽、莲子肉各15克，山药块10克。

做法：

1.将生谷芽、麦芽分别洗净，加水煎成汁；莲子肉、山药分别洗净。

2. 锅置火上，放入煎好的汁、莲子肉、山药块，煮熟即可。

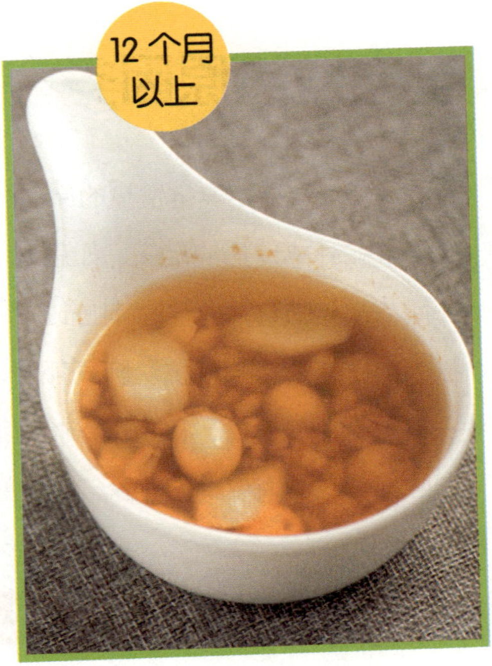

山楂汁

—— 开胃消食，化肉积

材料： 山楂4个，温开水150毫升，白糖适量。

做法：

1. 将山楂清洗干净，去蒂、核，切片。

2. 将切好的山楂片和白糖一同放入料理机中，加入温开水，搅打成口感细滑状即可。

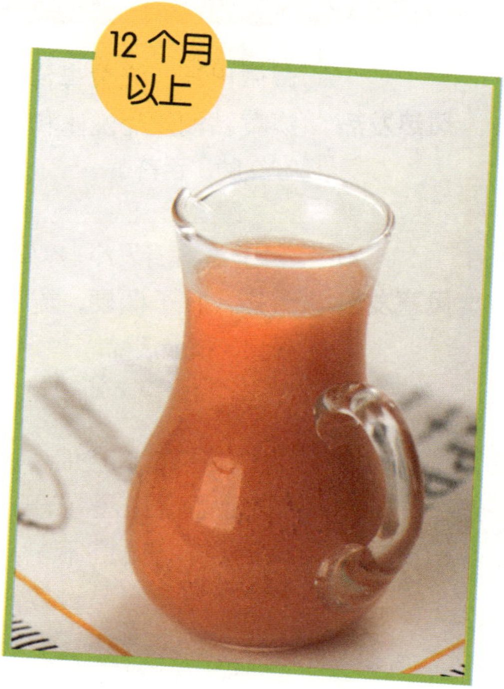

宝宝发热原因多，离不开脾虚和肺虚

在中医看来，宝宝发热的原因可分为两大类,即外感发热和内伤发热。引起外感发热的疾病，如扁桃体炎、感冒、支气管炎、肺炎等，大部分都在肺系。宝宝的肺脏很娇嫩,肺气容易郁闭,外邪侵入身体后，体内的正气会奋起抵抗。肺气郁闭、虚弱就会引起发热，正邪相争也会引起发热。此外，积食使胃肠道消化功能受损、脾胃虚弱，食物长时间在胃肠道内积聚，发酵产生热量，体内温度增高也会引起发热。

小儿发热的常见类型及表现

发热类型	症状	发热原因
风热发热	微微出汗，流黄鼻涕，痰黄黏稠，扁桃体和咽喉红肿，舌苔黄	饮食不节、劳累或起居无常，身体受风热之邪侵袭；风寒邪气进入体内后转化为风热邪气而发热
风寒发热	不出汗，浑身发冷、疼痛，头痛，脖子僵硬，流清鼻涕，痰液清稀	饮食没有节制，身体过度疲劳，天气突变，气温骤降，寒气进入体内
积食发热	口中有异味，口腔溃疡，呕吐，腹胀，爱出汗，手足心热，睡卧不宁，大便不畅，容易过敏，舌红，苔黄	积食会导致胃肠道消化功能不良，使肠道功能受损，由于胃肠道消化功能受损，食物长时间在胃肠道内积聚，发酵产生热量，体内温度增高引起了积食发热的情况

怎样的体温是发热

当宝宝发热时要让其尽量保持平静，脱掉过多的衣服，10 ~ 20 分钟后再测体温，如果体温恢复正常，精神状态良好，就不是病理性发热；如果体温仍高，并伴有精神举止、活动、饮食、睡眠的改变，可能就是真正意义上的发热。正常的小儿腋下体温是 36℃ ~ 37℃，超过 37.5℃就可认为是发热。

体温 38.5℃以下，首选物理降温

如果宝宝的体温在 38.5℃以下，可以先进行物理降温，给宝宝进行头部冷敷或用温水擦浴。

头部冷敷的方法是将毛巾用凉水浸湿，然后敷在患儿的前额部，每 5 ~ 10 分钟更换 1 次，也可将水袋中灌上凉水，枕在脑下。

温水擦浴的方法是用 32℃ ~ 34℃的温水擦拭发热宝宝的全身皮肤。在腋窝、腹股沟等大血管丰富的部位擦拭，时间可稍长一些，以促进散热。胸部、腹部等部位对冷刺激敏感，最好不要擦拭。

发热的分级

发热分级	温度范围
低度发热	37.3℃ ~ 38℃
中度发热	38.1℃ ~ 39℃
高热	39.1℃ ~ 41℃
超高热	>41℃

不推荐的降温方法

捂汗退热

宝宝四肢供血不足，神经系统发育尚未完善，负责管理血管收缩、舒张的神经功能很容易发生紊乱，如果被包裹得过严，反而无法散热，会导致脱水、代谢性酸中毒，更严重的还会引起脑缺氧。

酒精擦拭

酒精是脂溶性液体，通过皮肤可以吸收入血，相当于饮酒，会造成宝宝酒精中毒或者增加肝脏负担，引起宝宝精神兴奋，烦躁不安。酒精还会造成血管收缩，使宝宝出现立毛反应、寒颤不适。酒精还是一种过敏原，酒精擦拭对某些宝宝可能引起严重的过敏反应。

掐揉四横纹，积食发热轻松退

如果宝宝手心、足心发热，食欲不佳，舌苔厚，腹胀鼓起，不让摸肚子，不解大便，基本可以判断宝宝的发热是积食引起的。宝宝积食发热，可以试试掐揉四横纹，可起到退脏腑之热、调和气血、消胀散结的作用。

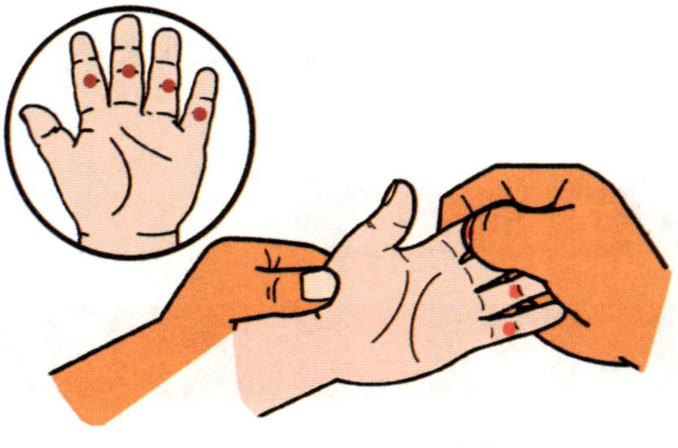

掐揉四横纹

四横纹位于手掌内侧，示指、中指、无名指和小指第一指间关节横纹处，一手有四穴。家长以拇指甲依次掐之，继而揉之，掐 3 ~ 5 次，揉 100 ~ 300 次。掐揉宝宝左手或右手的四横纹都可以。

甘草菊花饮

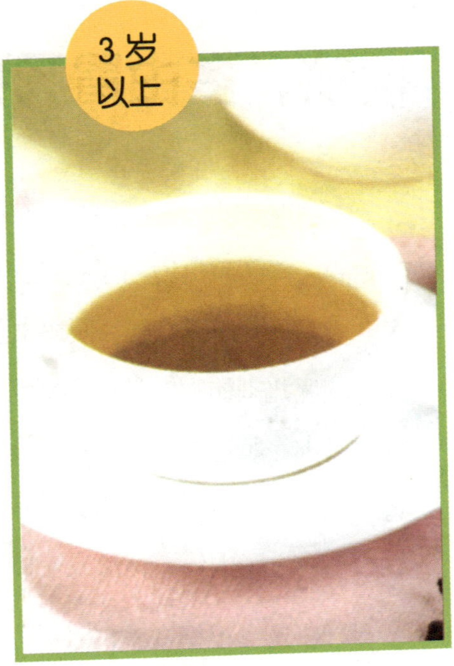

——疏风清热，适用于风热发热

材料：甘草3克，菊花6克，白糖30克。

做法：

1. 将菊花去杂质，洗净；甘草洗净，切片。

2. 把菊花、甘草片放入锅内，注入适量水，锅置大火上煮沸，转小火煮15分钟，关火，滤去药渣留药液，将白糖放入药液里搅匀即可。

核桃葱姜饮

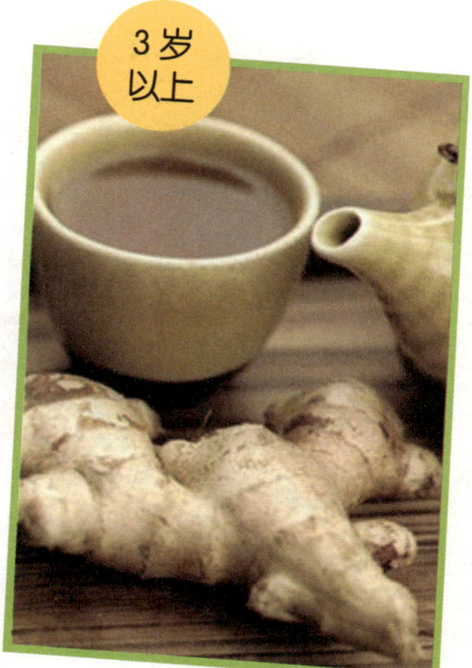

——散寒退热，适用于风寒发热

材料：核桃仁25克，葱白25克，生姜25克。

做法：

核桃仁、葱白、生姜共捣烂，一起放入砂锅中，加适量水煎煮，去渣一次饮服。

便秘，多由胃肠积热和脾虚引起

中医理论认为，便秘之源在脾胃。宝宝便秘，多是胃肠积热和脾虚引起的。胃肠积热说白了就是宝宝的胃肠里有“火”，下传到大肠，大便就会变得又干燥又硬，便秘由此形成，这在中医学里被称为实证便秘。火是从哪儿来的呢？是从不健康的生活方式或饮食结构中来的。此外，脾主肌肉，肠道的蠕动也要靠肠道肌肉的力量。宝宝如果脾胃虚弱，脾胃功能下降，这样一来大肠的传导功能失常，消化后的食物残渣、糟粕等就会在大肠内停滞，形成便秘。这类便秘在中医学里被称为虚证便秘。

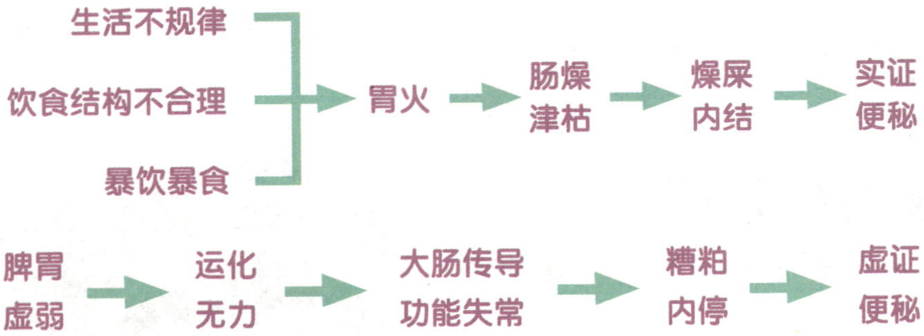

实证便秘与虚证便秘的病机

实证便秘和虚证便秘的区别

便秘的种类	成因	症状	调理方法
实证便秘	饮食不当、胃肠燥热	便秘，同时伴有烦躁，口臭，舌苔黄，腹胀，尿黄	泻热导滞
虚证便秘	脾胃虚弱	便质并不干硬，宝宝也有便意，但很难将大便排出去，同时伴有消瘦，神疲乏力，面色苍白，舌苔白	益气健脾润肠通便

如何判断宝宝是否便秘了

判断宝宝是否便秘仅以宝宝一天排便几次为标准是不科学的，要正确判断宝宝是否便秘，则应对其大便的质和量进行总体观察。因为每个宝宝的饮食结构和身体状况不同，每天正常排便的次数是有差别的。

一般来讲，纯母乳喂养的宝宝可能每天的排便次数会较多，用牛奶及其他代乳品喂养的宝宝则可能每天排便 1 次或两三天排 1 次。只要便的性状及量都正常，宝宝又没有不适感，就属正常。

如果宝宝出现大便干燥、量少，大便难以排出，排便时有痛感，腹部疼痛、胀满，食欲减退等情况，通常表明是便秘了。

脾虚便秘按揉长强穴

长强穴（也称龟尾穴）是督脉的起始穴位，而督脉为诸阳之会，是统领全身阳气的经脉。按揉长强穴可起到通调督脉、生发阳气的作用，对改善由脾虚引起的便秘有较好的作用。

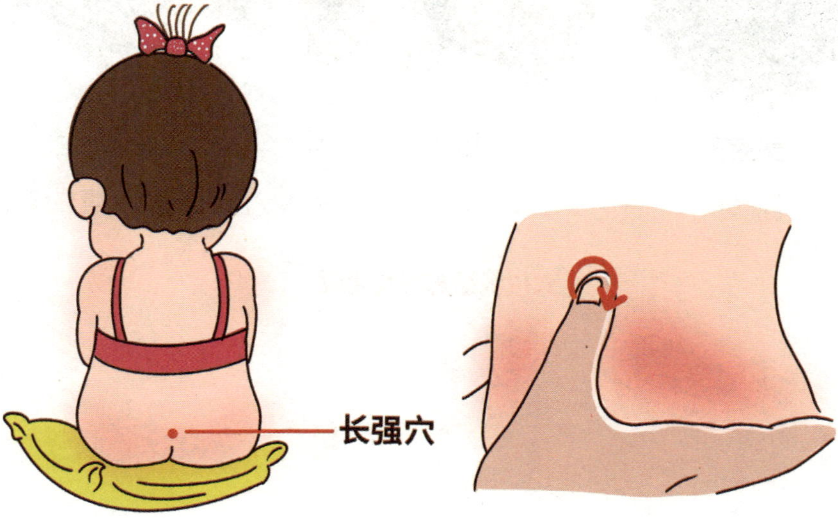

按揉长强穴

长强穴位于尾椎骨的最末端，宝宝小屁股的凹槽内。按揉时可以让宝宝俯卧，双腿稍微分开，家长用示指或拇指的指腹轻柔缓和地旋转按揉，力度适中，每天按揉 1 ~ 3 分钟。坚持按揉 1 个月左右，宝宝的脾虚便秘就会慢慢改善。

穴位敷贴赶走实证便秘

实证便秘可以取吴茱萸 3 克，大黄 5 克，黄连 18 克，将这 3 味中药都打成粉后混合均匀，加适量蜂蜜拌匀，等分成 2 份，分别搓成丸，按扁，用医用胶布固定在宝宝两足心涌泉穴的位置，每天晚上敷，第 2 天早上去除，每天 1 次。便秘减轻后即可逐渐减少用量，直至不再便秘。

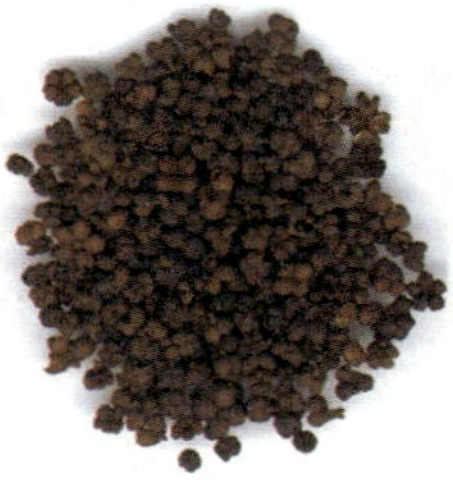

吴茱萸

健脾胃

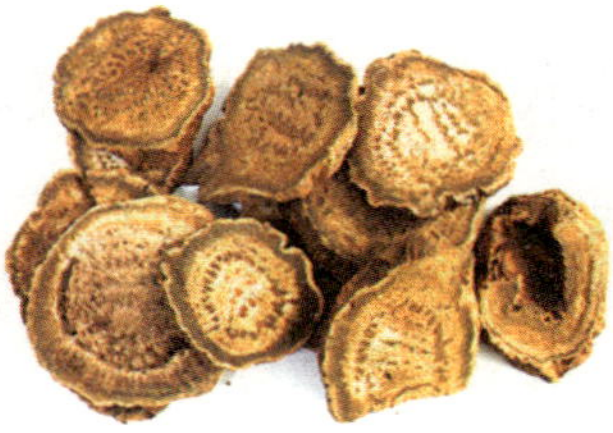

大黄

通便泻热

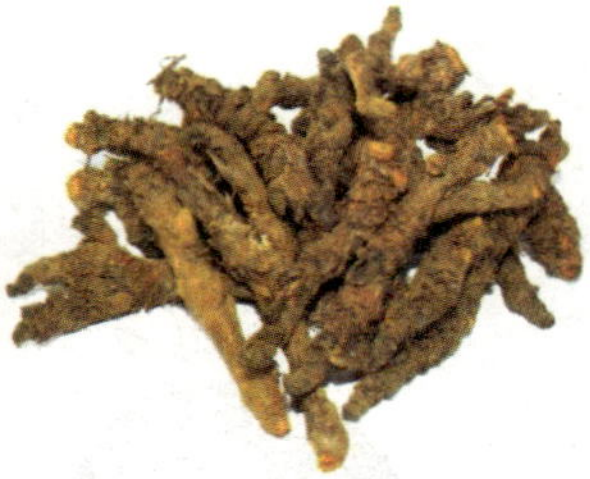

黄连

泻火解毒、清热燥湿

穴位敷贴药物及功效

山药菠菜汤

——润肠通便（调理虚证便秘）

材料： 山药20克，菠菜300克，盐、鸡精、香油各适量。

做法：

1. 山药发透，切薄片；菠菜洗净，去泥沙，切成4厘米长的段。

2. 锅置大火上，加水烧沸，放入山药煮至熟，再放菠菜煮熟，加入盐调味，滴入香油即可。

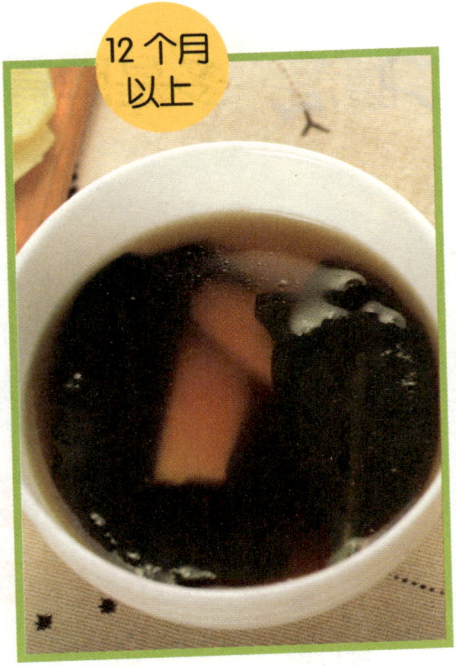

芹菜焖豆芽

——泻热导滞（调理实证便秘）

材料： 绿豆芽50克，西芹1根，葡萄干适量，姜、盐、高汤、植物油各适量。

做法：

1. 西芹择洗干净，切段；姜去皮，洗净，切碎；葡萄干泡水约20分钟；绿豆芽洗净备用。

2. 锅内倒油烧热，炝香姜末，再放入西芹、高汤略煮，然后加入绿豆芽、葡萄干，煮约5分钟后，加盐调味，快速收干汤汁即可。

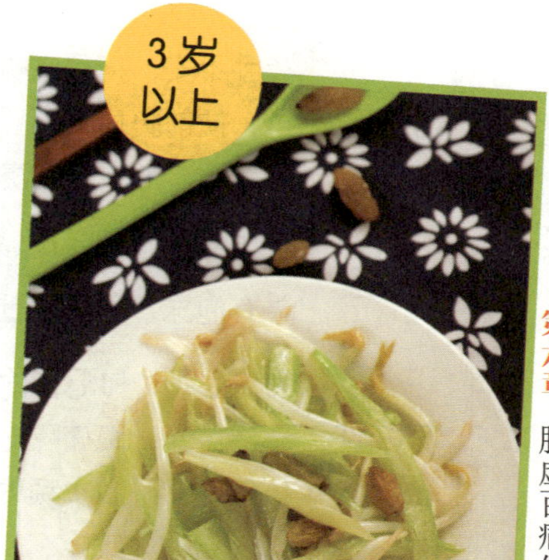

腹泻，多是脾胃运化功能失调了

宝宝腹泻，是指宝宝大便的形态和次数发生了改变，形态由干变稀，次数由少变多，可伴有发热、腹痛、呕吐等症状，以及不同程度的水电解质、酸碱平衡紊乱。由于宝宝脾胃的发育尚未完善，消化功能较弱，无论外感六淫，还是内伤乳食，都可使脾胃纳运升降的功能失调而引起腹泻。

宝宝腹泻类型的辨别

腹泻类型	主要症状
脾虚型	精神萎靡，容易疲劳，面色萎黄，身形消瘦，舌质淡，苔薄白，通常食后即泻，时轻时重，大便稀软，色淡不臭
伤食型	夜卧不安，打嗝有酸馊味，食欲差，舌苔黄腻，腹部胀痛拒按，便前腹痛，泻后痛减，大便不成形，夹有食物残渣或乳凝块，有酸臭味或臭鸡蛋味
风寒型	恶寒发热，流清鼻涕，咳嗽，舌质淡，苔薄白，大便清稀，夹有泡沫，臭味不重，肠鸣腹泻
湿热型	发热心烦，口渴喜饮，舌红，苔黄，食欲不振，恶心或呕吐，小便短赤，腹痛阵作，水样大便或如蛋花汤样，臭味重，泻势急迫，量多次频

病情轻重的鉴别

通常在24小时之内，排便次数多于3次，就可以视为腹泻了。不过，有很多母乳喂养的宝宝每天能排便5～6次，也是正常的。我们可以这样判断：如果宝宝的大便次数差不多是平时的2倍，并且大便比较稀，就可以认为是腹泻了。

轻度腹泻的宝宝一般不用去医院，只要在家注意调整饮食、适当按摩、及时补水就能改善，但家长要密切观察宝宝的病情，一旦发现病情加重，达到中度或重度腹泻，就需要赶紧去医院诊治了。

轻度腹泻 →

精神状态良好
腹泻每天 5 次左右
大便量不多
大便呈稀便、水样便、蛋花样便、黄绿色便或便中有少量黏液等
无明显的脱水现象

↓

中度腹泻 →

精神较差
腹泻每天 10 次以上
轻中度脱水，小便减少
伴有发热、呕吐、食欲降低等症状

↓

重度腹泻 →

精神萎靡，全身状况差
腹泻每天 10 次以上
严重脱水，并发生酸中毒及电解质紊乱
高热
危重者四肢冰凉，6 ~ 8 小时没有小便、呼吸加快、脉搏细弱或摸不到

腹泻程度鉴别

自制补液盐，防脱水很有效

宝宝腹泻最怕的就是脱水，如果脱水严重，会使宝宝虚脱，甚至有生命危险。脱水的主要表现是哭的时候眼泪比较少，小宝宝囟门有明显的凹陷，同时还有皮肤弹性差，眼眶内陷，小便明显减少或者没有小便。此时，家长需要赶紧给宝宝补水，但是直接给宝宝喝白开水是不行的，因为人体脱水时丢失的不仅是水分，还有各种无机盐，尤其是钾和钠。

当宝宝发生腹泻时，家长可立即自制口服补液盐水给宝宝喝，能有效预防脱水，效果同医院开的口服补液盐一样。做法非常简单：在 500 毫升温开水（或米汤）中，加入 20 克白糖（约 2 平匙）和 1.75 克食盐（约半啤酒瓶盖）搅匀即可。小于 2 岁的宝宝每次腹泻后可补充 50 ～ 100 毫升，每天的饮用量不少于 500 毫升；大于 2 岁者，尽量多饮，每天饮用量不少于 1000 毫升，甚至更多，以预防脱水。

腹泻推七节骨，宝宝少受罪

腹泻是生活中经常遇到的不适，尤其是宝宝肠胃功能比较弱，饮食不当或感受外邪时都有可能引起腹泻。宝宝腹泻时可以试试中医推拿的调理方法——推七节骨。

推拿时让宝宝俯卧，家长以拇指或示、中二指指腹自下而上或自上而下直推，称为推上七节骨或推下七节骨，一般以推至局部发热为度。每次推上或推下 50 ～ 100 下即可。

推上七节骨能固涩止泻，适用于脾虚泄泻、久泻，小便频数，大便不调等。推下七节骨能导滞通便，适用于伤食泄泻、口臭、便秘等。

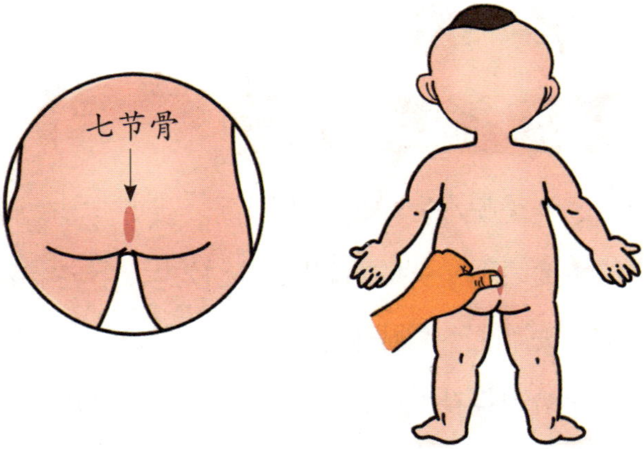

推七节骨

茯苓饼

——健脾止泻（适用于脾虚腹泻）

材料： 茯苓细粉、米粉各 500 克，白糖适量。

做法： 将茯苓细粉、米粉、白糖混合并加适量水，调成糊后，用微火在平锅里摊烙成极薄的煎饼即可。

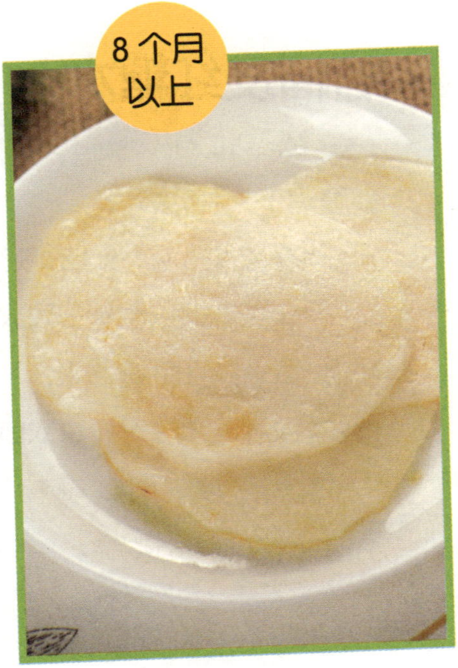

苹果片

——通便止泻（适用于伤食型腹泻）

主料： 苹果 1 个。

做法：

1. 将苹果洗净，去皮，切成薄片。

2. 蒸锅置火上，倒入适量水烧沸，放入苹果片隔水蒸熟，淋上番茄酱即可。

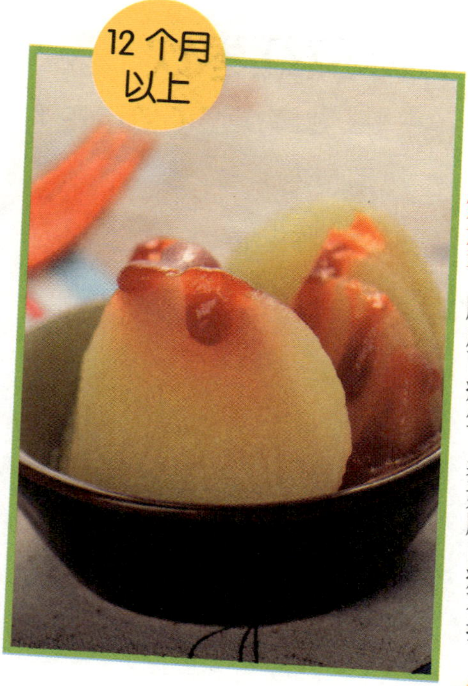

石榴皮红糖水

——散寒止泻（适用于风寒型腹泻）

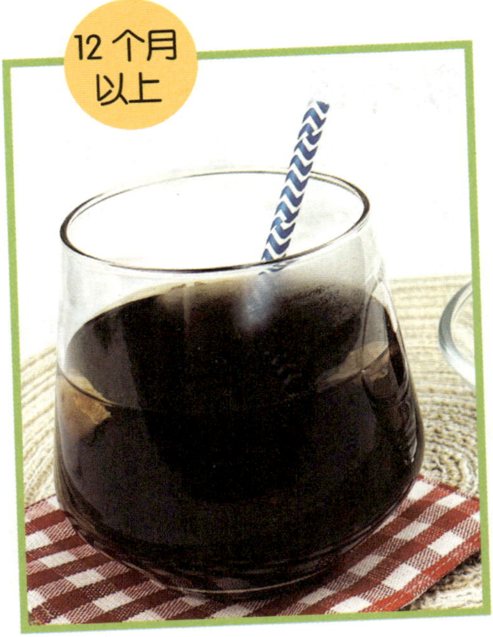

材料：石榴皮 3 克，红糖 2 克。

做法：将石榴皮、红糖一同放入砂锅中，加入 150 毫升水，大火烧开后转小火煮 5 分钟，取煎汁凉至温热，先喝一半，剩下的部分四五个小时后都喝完。

陈皮红枣饮

——健脾燥湿（适用于湿热型腹泻）

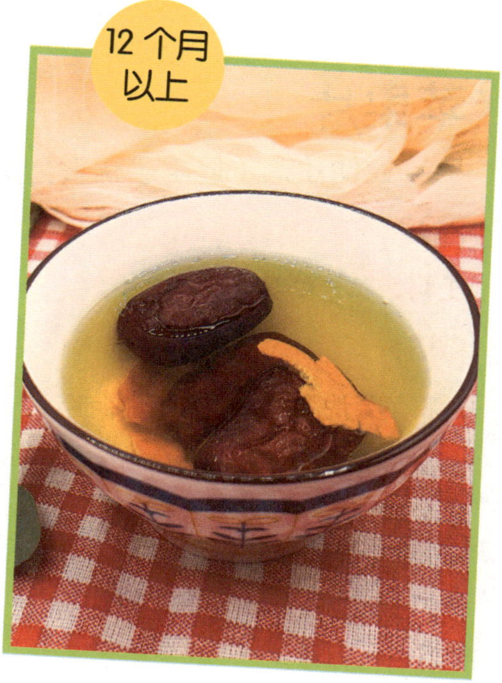

材料：陈皮 10 克，红枣 3 个。

做法：

1. 将红枣放入锅中，小火干炒至微焦。

2. 在炒红枣的锅中加入陈皮，倒入没过锅中食材的水，大火烧开后转用小火煮 20 分钟，凉至温热后代茶饮用即可。

咳嗽，脾虚失健、肺卫不固是根源

中医学的五行理论认为，脾属土，肺属金，二者的关系就像是一对母子，脾是母，肺是子。母亲身体好，生出的宝宝身体也健康；相反，母亲身体虚弱，生出的宝宝也体弱多病。因此，脾胃虚弱的宝宝通常肺功能会比较差，很难抵挡风热、风寒或内邪的侵袭，很容易出现咳嗽。

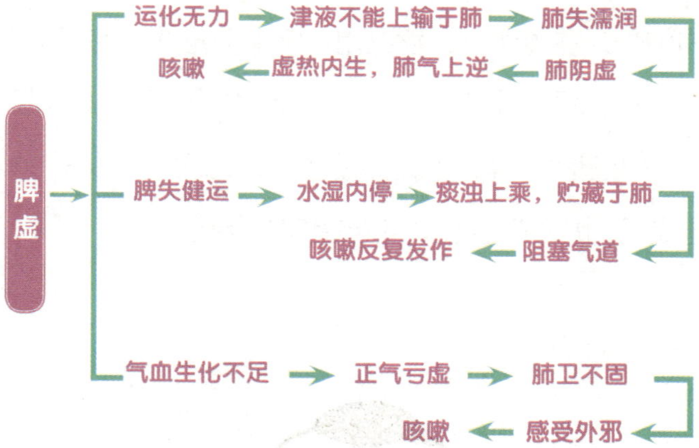

脾虚是咳嗽的根源

咳嗽的不同类型

咳嗽类型		证候
风热咳嗽		流黄鼻涕，口干咽痛，痰黄稠或干咳无痰，舌红，苔薄黄
风寒咳嗽		咳嗽频繁，发热头痛，流清鼻涕，咽喉痒痛，痰多色白清稀，舌淡红，苔薄白
内伤咳嗽	气虚咳嗽	反复咳嗽，早上加重，痰液清白稀薄，面色苍白，气短，不爱说话，自汗，怕冷，舌色淡红，舌边有齿痕
	阴虚咳嗽	干咳无痰，口渴，咽干，手足心热，盗汗，舌红，苔少
	痰热咳嗽	痰液白而稀，喉咙中隐约有痰声，精神萎靡，食欲差，胸闷，大便黏腻，舌红，苔白腻
	痰湿咳嗽	痰多，痰液黏稠色黄，不易咳出，呼吸急促，发热，烦躁不安，口渴，尿少色黄，大便干结，舌红，苔黄

咳嗽总不好，试试分推肩胛骨

分推肩胛骨可宣肺益气，止咳化痰，各类型的咳嗽用这种方法调理都有效。推肩胛骨为什么可以宣肺止咳呢？人的两片肩胛骨对应的是左右两个肺脏，这就跟腰和肾的关系差不多，中医讲“腰为肾之府，壮腰能护肾”，那么，肩胛骨可以说是肺脏的“府”。从上往下像写“八”字一样推肩胛骨的缝，就可以起到宣肺止咳的作用。同时，在推的过程中，还会刺激到风门穴、肺俞穴等治疗咳嗽的常用穴。

分推肩胛骨，在手法上，建议用八字形分推法：家长以左右手大拇指的指腹分别从肩胛骨骨缝由上至下向两旁分推，即沿着肩胛骨内侧缘，从上往下、往两侧做分推，手指要用些力，每次做 200 ~ 300 下。可以在陪着宝宝看动画片的时候做，宝宝更容易接受。

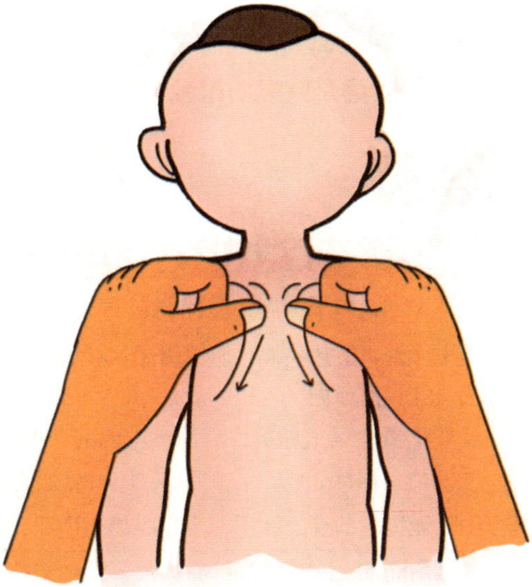

分推肩胛骨

川贝母炖雪梨

——疏风清热化痰（适用于风热咳嗽）

材料：川贝母10克，雪梨2个，冰糖适量，银耳20克。

做法：先把川贝母洗净，雪梨切块，锅中放入100克水，将川贝母、雪梨、银耳、冰糖一起放入锅中炖30分钟即可。

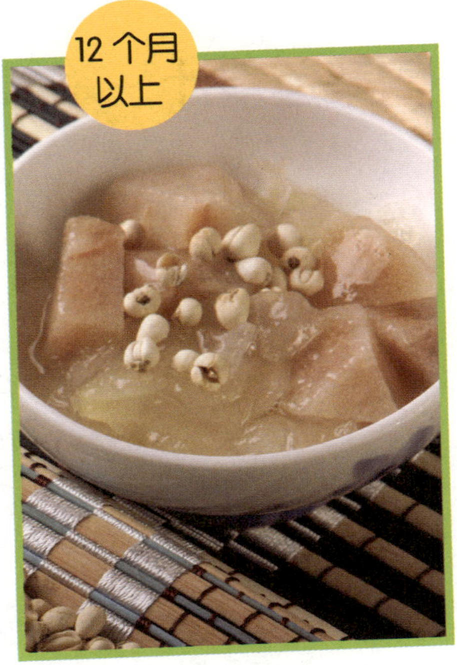

香菜粥

——宣肺散寒（适用于风寒咳嗽）

材料：大米50克，香菜2棵。

做法：

1. 大米淘洗干净；香菜择洗干净，切段。

2. 大米放入砂锅中，加450毫升清水，大火烧开后用小火煮40分钟，放入香菜段略煮即可。

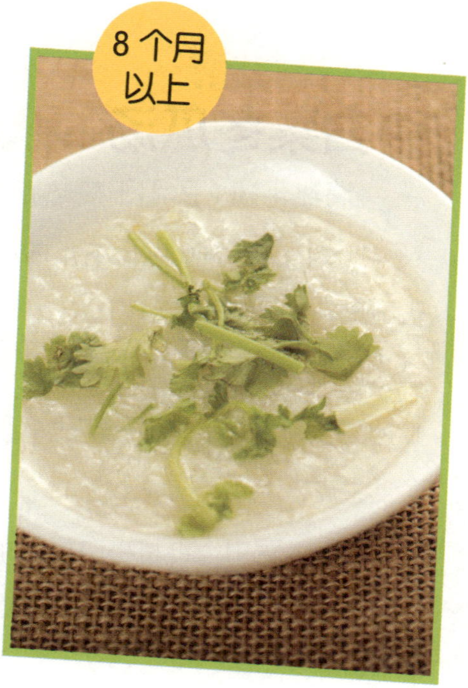

雪梨莲藕汁

——祛痰止咳，润养咽喉

材料： 雪梨1个，莲藕150克，凉开水、蜂蜜各适量。

做法：

1. 将雪梨洗净，去蒂，除核，切成小丁；莲藕去皮，洗净，切成小丁。
2. 将切好的雪梨和莲藕一同放入榨汁机中，加入凉开水和蜂蜜，搅打成口感细滑状即可。

6个月以上

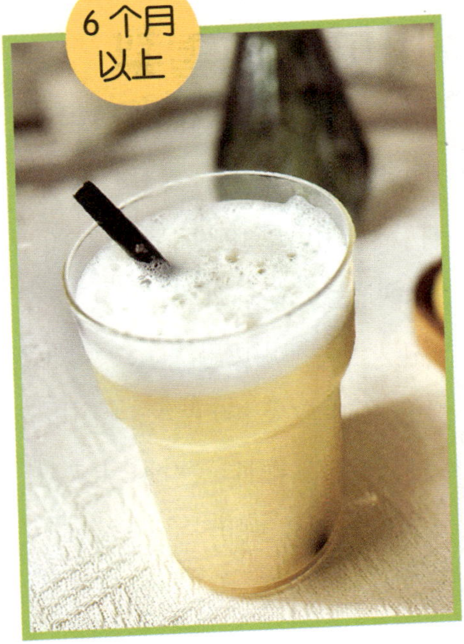

小白菜冬瓜汤

——清热化痰（适用于痰热咳嗽）

材料： 小白菜300克，冬瓜50克，盐适量。

做法：

1. 把洗净的小白菜去根，切成小段；冬瓜去皮，洗净，切成小段。
2. 将水放入锅中，再将小白菜段和冬瓜段放入锅中，小火炖煮10分钟左右，加盐调味即可。

12个月以上

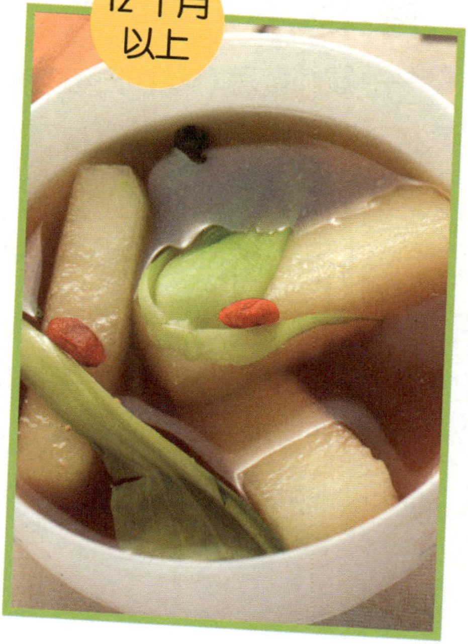

橘皮粳米粥

——祛湿化痰（适用于痰湿咳嗽）

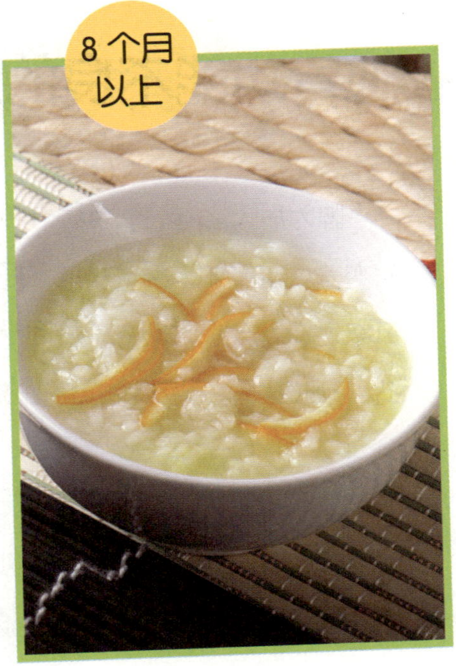

材料： 橘皮 15 克，粳米 100 克，冰糖 30 克。

做法：

1. 橘皮洗净，切丝，置锅中，加水适量，大火烧开再用小火煮半小时，滤去药渣，留橘皮及汁备用。

2. 把粳米洗净，放入锅中，加药汁水适量烧开，再用小火把粥煮熟，放冰糖搅匀即可。

百合银耳粥

——滋阴化痰止咳（适用于阴虚咳嗽）

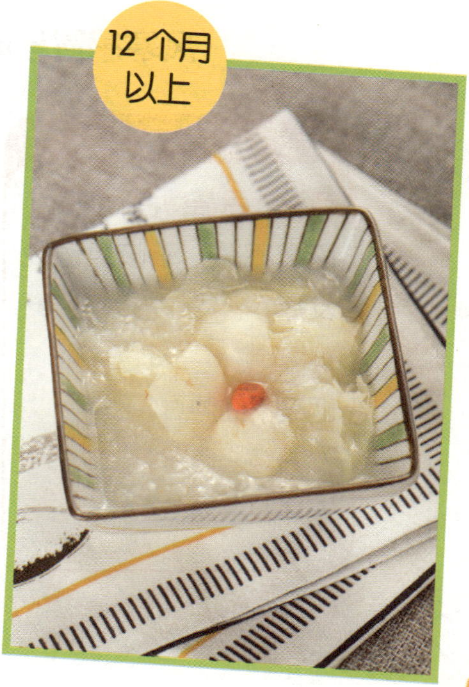

材料： 百合 30 克，银耳 10 克，大米 50 克，冰糖适量。

做法： 将银耳泡发洗净，同大米、百合一起放入锅中，加适量水，小火煮至粥熟后，加冰糖调服即可。

脾胃功能不良的宝宝爱感冒

脾为后天之本，一旦脾胃功能受损，就会使人体失去充养，以致体质变差。宝宝如果脾胃功能不好，抵挡外来风寒入侵的能力就会变弱，风寒之邪就会乘虚而入，从而导致宝宝总爱感冒，或感冒后难痊愈。因此，预防感冒，要从固护宝宝的脾胃开始。

感冒的常见类型

除了经常说的风热感冒、风寒感冒外，胃肠型感冒也是感冒家族中的一员。胃肠型感冒是伴有明显消化道症状的一种感冒，宝宝的症状通常从呕吐、腹泻或腹痛开始，之后会出现发热、咳嗽等症状。

风寒感冒与风热感冒的区别

风寒感冒	风热感冒
清涕，舌苔薄白	黄涕，舌苔黄腻
咳嗽不重，干咳且喉咙发痒	咳嗽重，声音响亮
痰清稀	痰黄而黏稠
咽喉不红肿	咽喉红肿，并伴有扁桃体肿大
发热轻，恶寒重	发热重，恶寒轻
无汗，不渴	有汗，口渴

饮食调护很关键

宝宝本身消化能力就弱，感冒后如果饮食不当，往往会助长病势，延长病程。如出现发烧症状，应适当减少饮食，以免导致病情复杂。宝宝在感冒期间宜食少量清淡易于消化的食物，如稀粥、烂面条等，少食用肉类及奶制品。

感冒初愈后也要注意饮食，否则不仅恢复得慢，甚至会出现新感或复发。宝宝发热退热后，因余热未清，不宜吃油腻的肉类，不然更易引起复发，但也不能过久地限制饮食，妨碍宝宝的营养。感冒后应根据宝宝的消化能力，逐渐适当地增加饮食，以促进化源，尽快恢复元气。

风寒感冒按揉外劳宫穴能缓解不适

外劳宫穴具有温阳散寒、发汗解表等功效，一般用来治疗宝宝的各种寒证。如果宝宝出现了外感风寒的发热、怕冷、咳嗽、流涕等症状，可以按揉外劳宫穴，能缓解不适症状。

按外劳宫穴可以先找劳宫穴：握拳屈指，中指尖所指掌心处，按压有酸痛感处即为劳宫穴；手背与其相对应的点就是外劳宫穴。

按揉时，家长可以一手握住宝宝的手指，用另一手的中指指腹按压在外劳宫穴上进行揉按，每次可按揉 3 ～ 5 分钟。

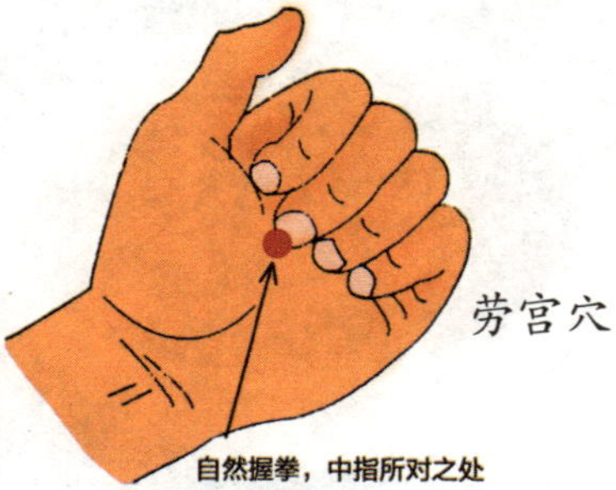

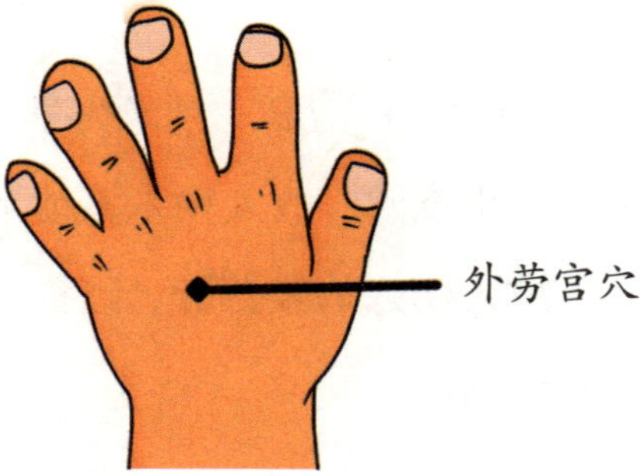

劳宫穴与外劳宫穴

薄荷绿豆粥

——疏风散热（适用于风热感冒）

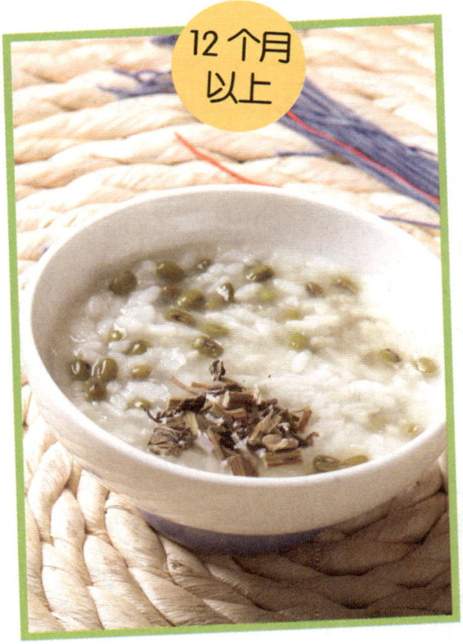

材料： 鲜薄荷 30 克，绿豆、糯米各 50 克。

做法：

1. 将鲜薄荷洗净，放入锅中，加水 200 毫升煎煮 10 分钟，滤去药渣留药汁备用。

2. 将糯米、绿豆洗净，放入锅内加入药汁、水适量，大火烧沸，再用小火煮熟至黏稠即可。

紫苏粳米粥

——散寒发汗（适用于风寒感冒）

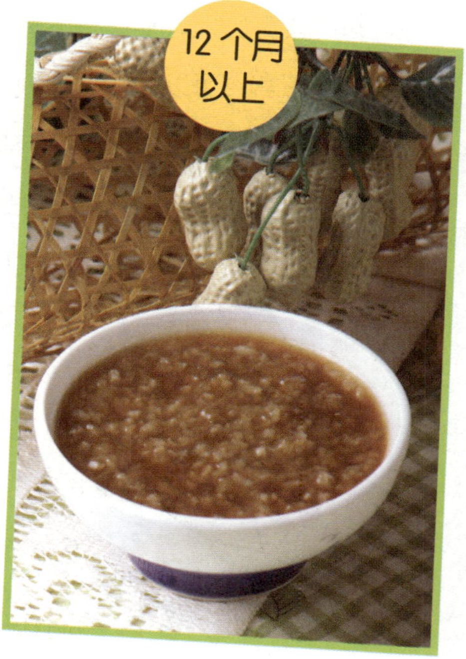

材料： 紫苏叶 9 克，红糖 20 克，粳米 100 克。

做法：

1. 将紫苏叶洗净，切碎；粳米洗净。

2. 锅中加水烧沸，放入粳米，粳米煮熟后放入切好的紫苏碎、红糖，再煮 3 分钟即可。

姜枣粥

—— 止吐消食（适用于胃肠感冒初期）

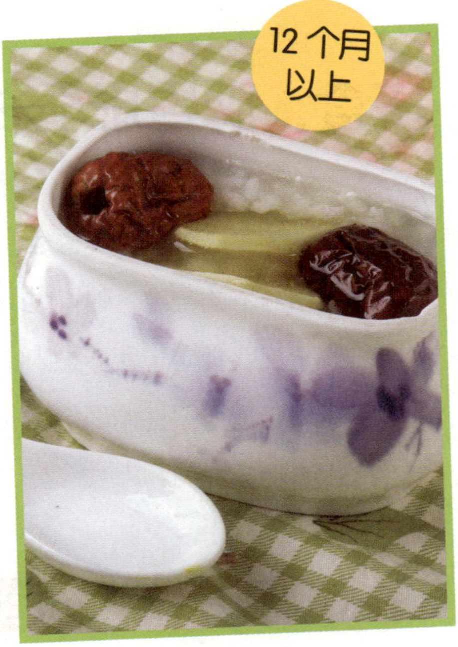

材料： 大米 40 克，生姜 1 小块，红枣 2 枚，白糖 20 克。

做法：

1. 大米淘洗干净；生姜洗净，去皮后切片；红枣洗净，去核。
2. 将大米、生姜片、红枣一同放入砂锅中，加入 300 毫升清水，中火烧开后改为小火煮至米粒熟软，加白糖调味即可。

香菇鸡肉粥

—— 养胃护胃（适用于胃肠感冒巩固期）

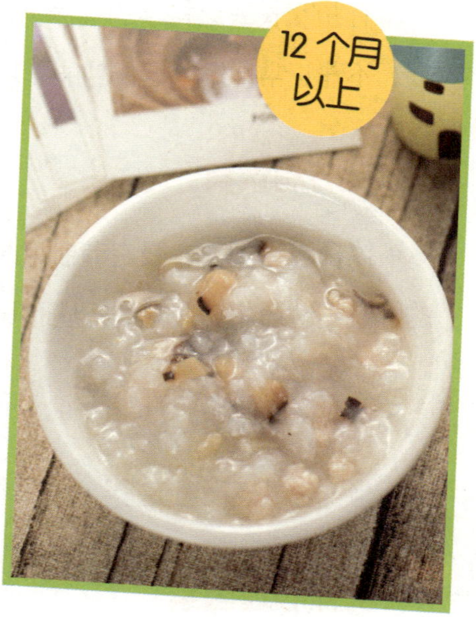

材料： 鸡肉丁 100 克，香菇丁 50 克，大米 100 克，橄榄油、盐、淀粉、胡椒粉适量。

做法：

1. 大米淘洗干净；鸡肉丁加少许盐、淀粉、橄榄油拌匀，腌制 30 分钟。
2. 锅中放入足量水烧开，放入大米和适量橄榄油，大火煮开后转小火继续煮 20 分钟。
3. 加入香菇丁，再煮 5 分钟，再加入鸡肉丁煮沸，调入适量盐、胡椒粉，搅拌均匀即可。

厌食，脾胃虚弱往往是主因

中医认为，厌食是由脾胃运化失常所引起的慢性营养障碍性疾病，多见于 1 ～ 6 岁的宝宝，脾胃虚弱往往是主因。宝宝因脾胃功能不良而厌食，厌食又会让宝宝营养摄入不足，脾胃功能更弱，于是又加重了厌食的症状，形成了恶性循环。因此，宝宝厌食需要积极治疗，不然会对其生长发育造成影响。

小儿厌食的其他原因

喂养不当

有些家长缺乏科学的喂养常识，对宝宝的喂养不当，使宝宝脾胃受损，不能正常地发挥运化功能，从而出现厌食。

无节制饮食

饮食没有规律，没有节制，想吃就吃，不想吃就不吃，会导致宝宝的脾胃受纳运化功能减弱，从而导致厌食。

缺锌

当宝宝缺乏微量元素锌时，其味觉会降低，可引起食欲下降。

精神心理因素

家庭气氛不和，家长对宝宝过于严格、进食时责骂宝宝等，都可能影响宝宝大脑的进食中枢，导致神经性厌食。

慢性疾病

慢性肝炎、消化性溃疡、慢性肠炎、腹泻及慢性便秘等，都可能让宝宝出现厌食症状。

宝宝厌食的类型

分型	症状及调养
脾胃气虚型	精神不振，不愿动弹，不爱说话，不爱吃饭，大便不成形并夹杂着未消化的食物。调养重在健脾益气
脾胃不和型	稍微多吃一点儿就感觉肚子胀，食欲不好但精神状态良好，大小便正常。调养重在健脾和胃
脾胃阴虚型	皮肤干燥，舌苔少，尿黄，便秘，不爱吃饭但喜欢喝水，尤其爱喝冷饮。调养重在滋阴养胃

肚脐敷贴改善厌食

取吴茱萸、白胡椒、白术各 5 克，共研成细末，加适量陈醋调成膏状，敷在宝宝的肚脐上，用医用胶布固定。每 2 天换 1 次药，7 天为 1 个疗程。本法对宝宝厌食、挑食、消化不良等均能起到较好的作用。

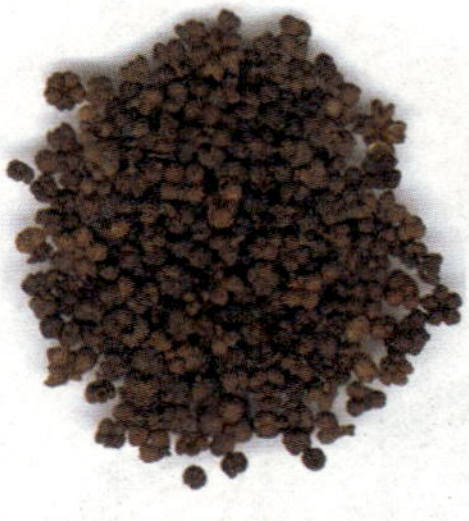

吴茱萸

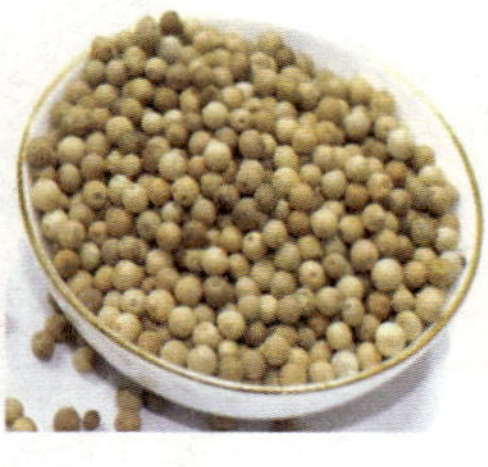

白胡椒

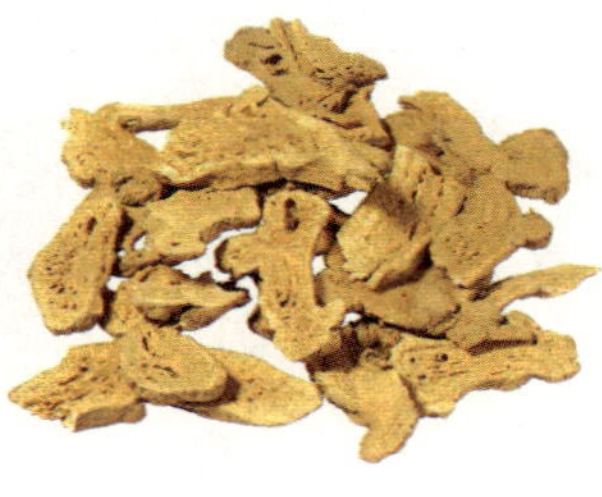

白术

三色山药

—— 健脾和胃（适用于脾胃不和型厌食）

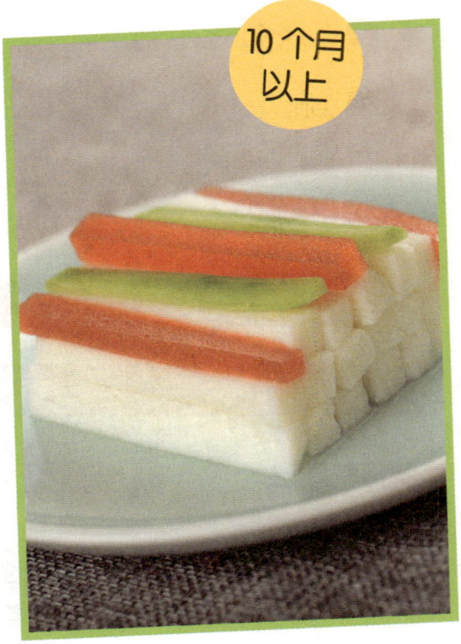

材料： 山药 50 克，黄瓜 20 克，山楂糕少许，蜂蜜适量。

做法：

1. 山药洗净，削皮，切长条，蒸熟；黄瓜洗净，去蒂，削皮，切条；山楂糕切长条。

2. 取盘，码放上蒸熟的山药条，淋上蜂蜜，再放上黄瓜条和山楂糕条即可。

小米粥

—— 健脾益气（适用于脾胃气虚型厌食）

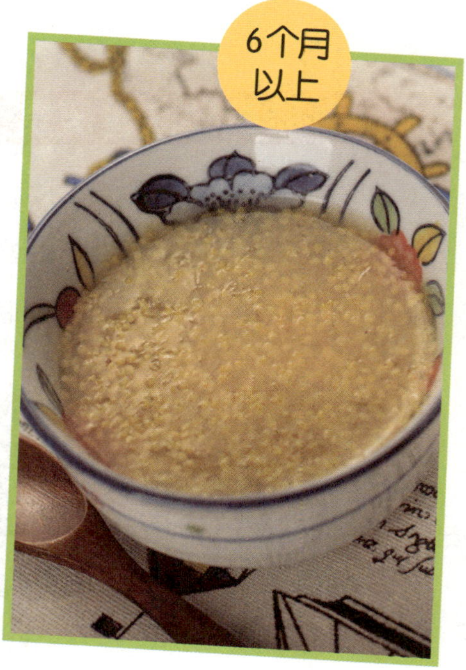

材料： 小米 30 克。

做法：

1. 小米淘洗干净，放入锅中。

2. 锅中加入凉水，大火烧开，转小火煮 15 分钟，汤黏稠关火即可。

荸荠萝卜汁

——滋养胃阴（适用于脾胃阴虚型厌食）

材料： 荸荠200克，白萝卜100克，凉开水150毫升，蜂蜜适量。

做法：

1. 荸荠去皮，洗净，切成小丁；白萝卜去蒂，洗净，切小丁。

2. 将切好的荸荠和白萝卜一同放入榨汁机中，加入凉开水和蜂蜜，搅打至口感细滑即可。

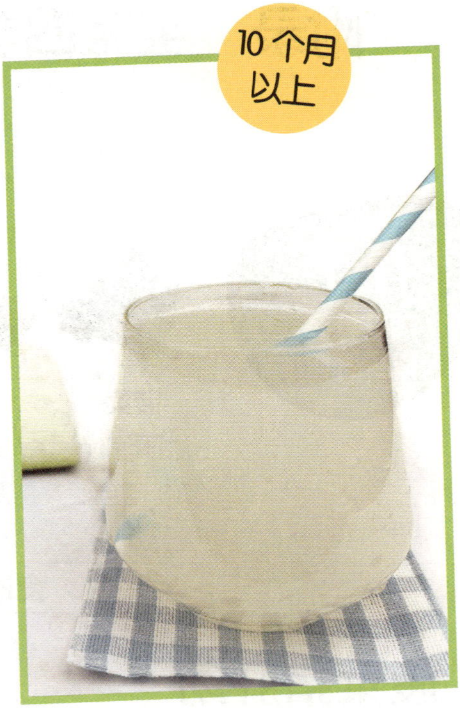

冰糖炖香蕉

——清热润燥，补中和胃

材料： 香蕉2根，冰糖适量。

做法：

1. 将香蕉去皮，切断，盛入煮锅。

2. 放入冰糖，加水盖过材料。

3. 用大火煮开，转小火续煮15分钟即可。

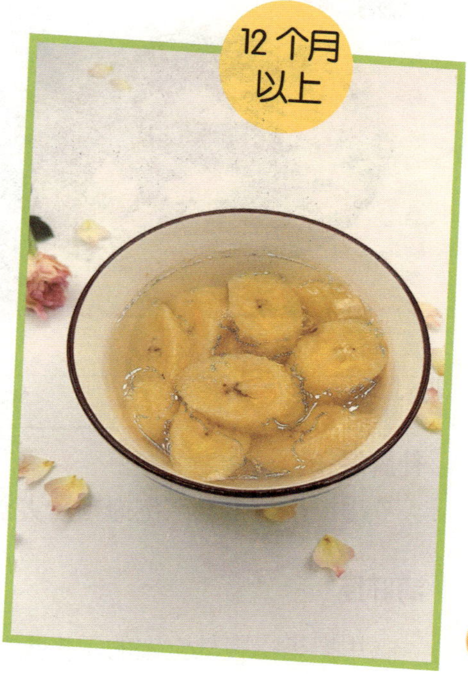

附录　宝宝四季养脾胃的秘诀

春季

清肝养肝
以护脾胃

特效食材

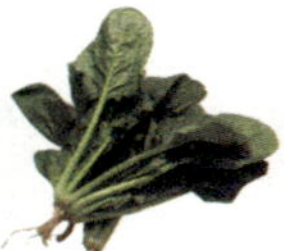

菠菜

滋阴润燥、
疏肝养血

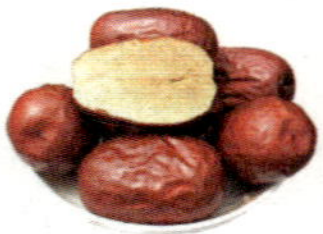

红枣

柔肝养肝、
疏肝理气

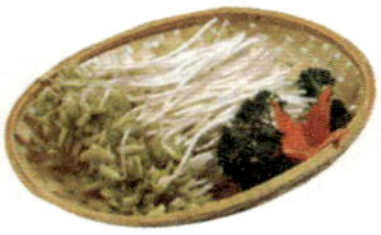

绿豆芽

清肝火、
缓解春困

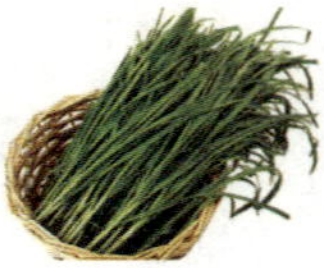

韭菜

既能养肝
又能助阳

食谱推荐

菠菜猪肝汤

——补肝、明目、养血

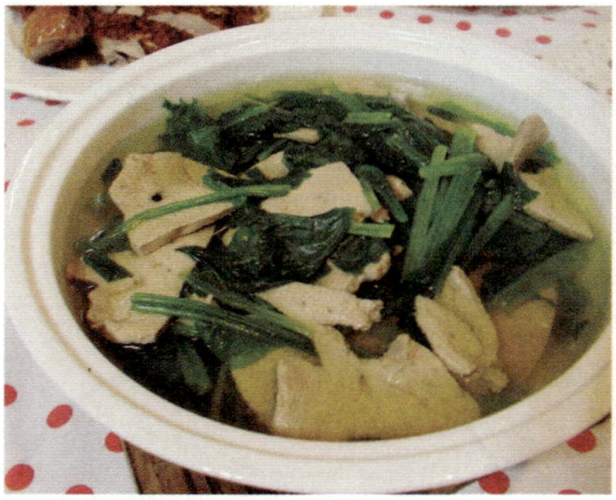

枣泥软饭

——滋养肝血

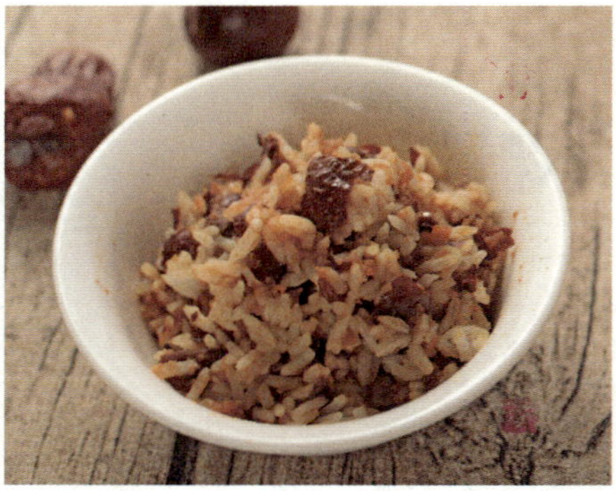

极简推拿

补脾经

用拇指指腹从宝宝拇指指尖至指根处来回推 100 次。

清肝经

用拇指指腹从宝宝的示指指根推向指尖，推 100 次。

夏季

清胃火防暑湿

特效食材

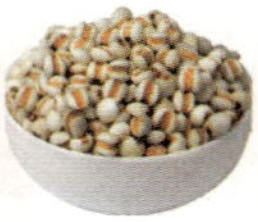

薏苡仁

消暑除湿

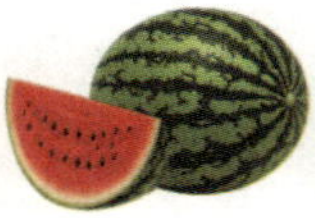

西瓜

解暑、除烦止渴

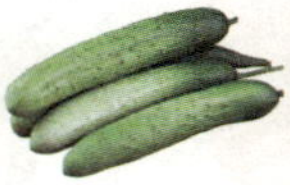

黄瓜

泻火、清暑、止渴

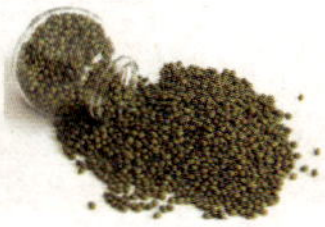

绿豆

清热解毒、健脾祛湿

食谱推荐

绿豆汤

—— 消暑开胃

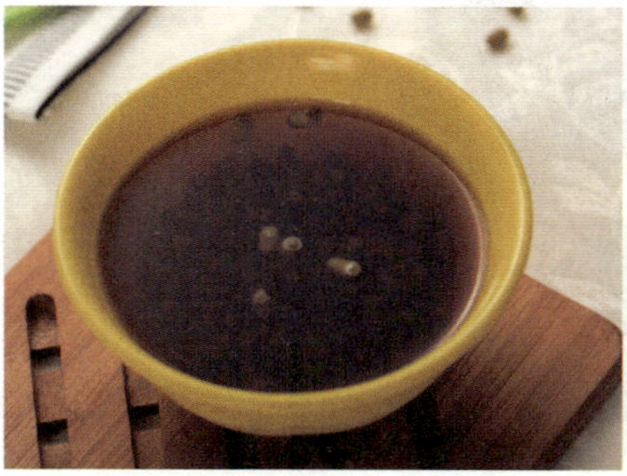

黄瓜汁

—— 祛胃火、生津止渴

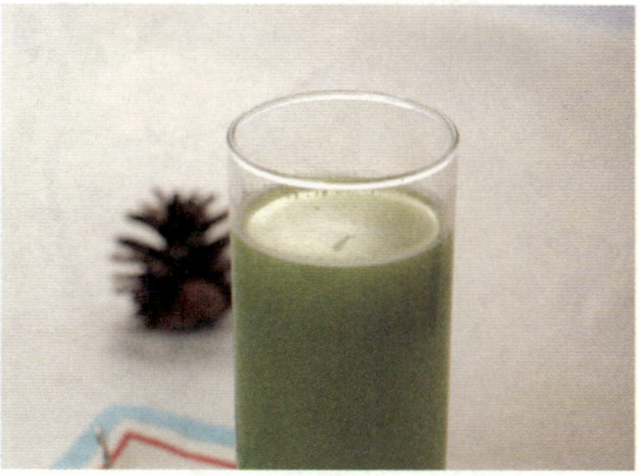

极简推拿

清胃经

用一手的拇指指腹从宝宝的掌根向拇指根推100次。

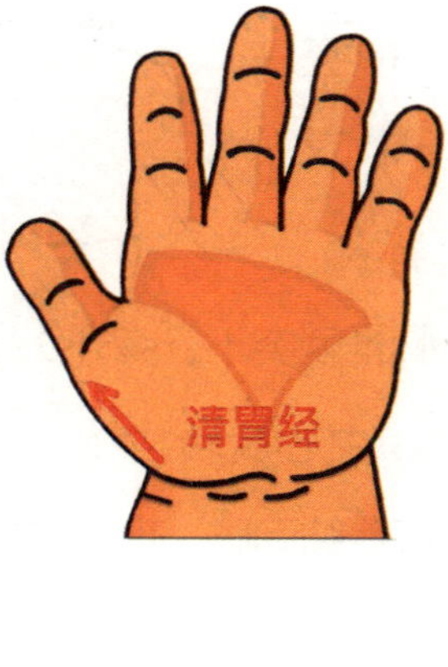

轻叩脾俞穴

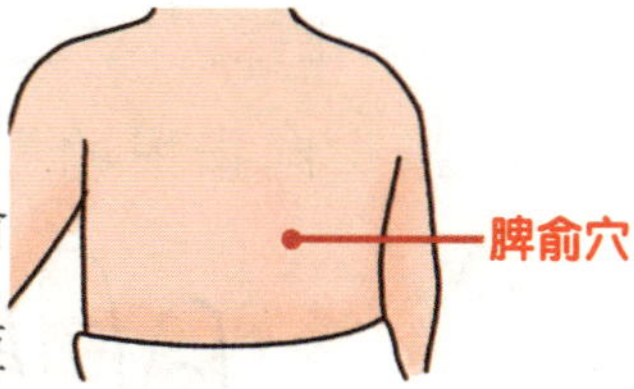

手握空拳，轻轻叩击脾俞穴（肚脐对应背部的第2腰椎，向上再摸3个椎体，旁开两指就是脾俞穴）数次。长夏按脾俞穴能祛湿。

秋季

滋阴润燥、养肺护脾

特效食材

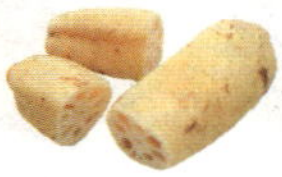

莲藕

养阴清热、润燥止渴

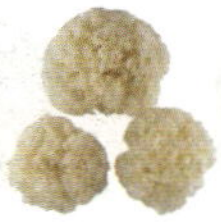

银耳

清心润燥、滋阴养肺

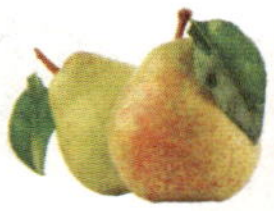

梨

润肺、消痰、止咳

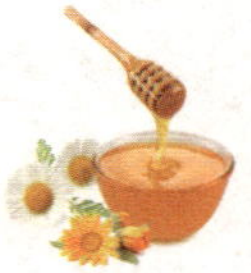

蜂蜜

滋阴润燥

食谱推荐

水果藕粉

——清肺火

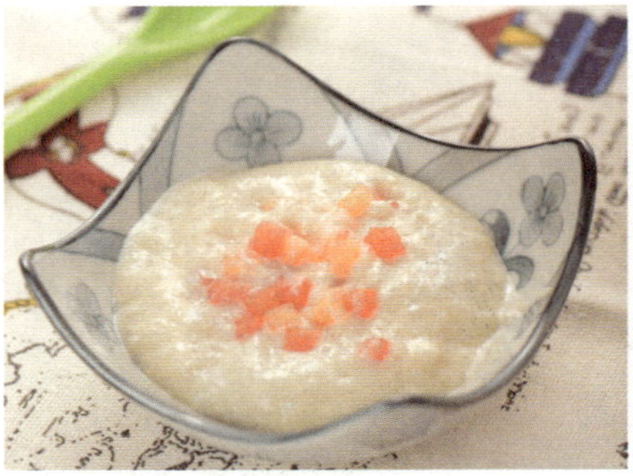

蜂蜜黄瓜汤

——缓解秋燥

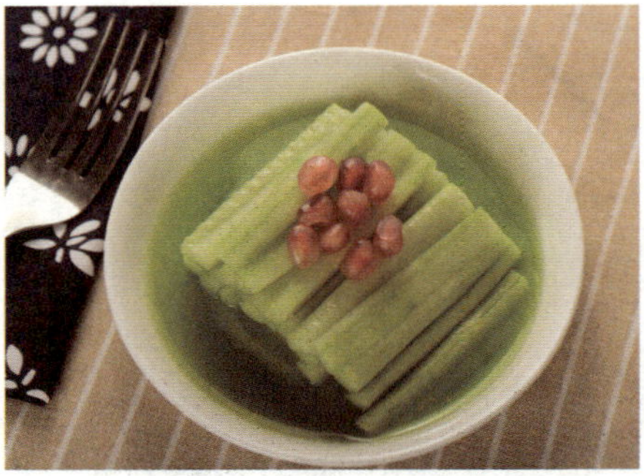

极简推拿

补肺经

用拇指指腹从宝宝无名指的指尖向指根的方向推100次。

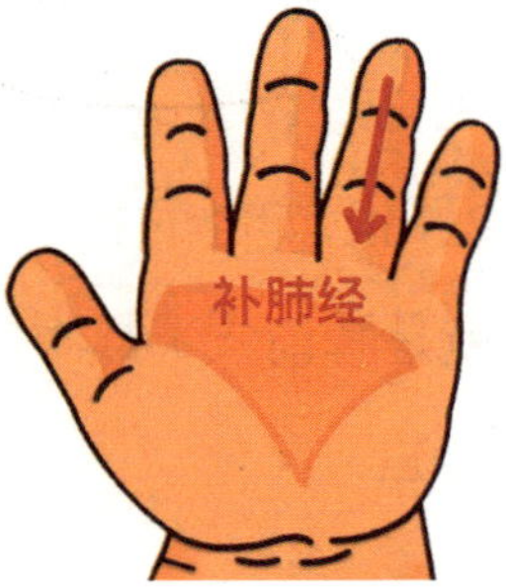

按揉肺俞穴

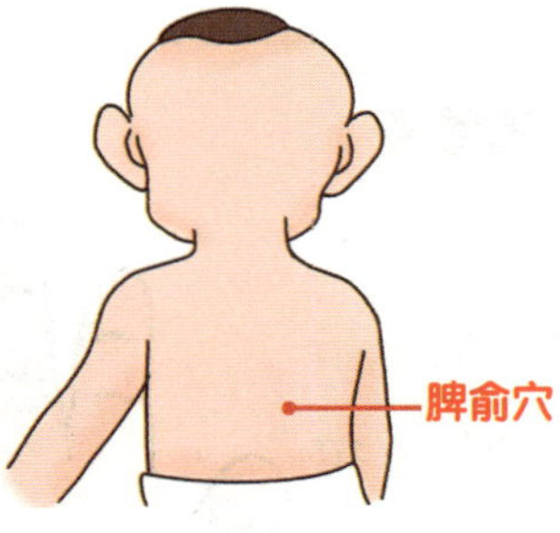

将双手的拇指指腹放在肺俞穴（位于背部，当第3胸椎棘突下，旁开2指宽处），以穴位为中心旋转按揉，每次按揉5分钟，可养肺润肺，预防感冒和咳嗽。

冬季

养肾防寒，
温补脾胃

特效食材

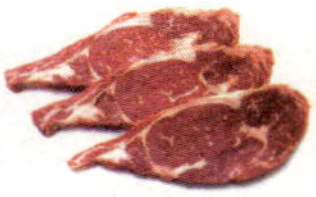

羊肉
益肾气、
暖脾胃

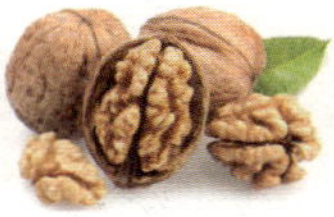

核桃
益肾助阳

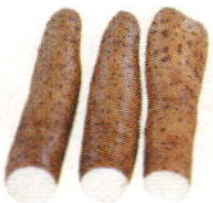

山药
健脾益胃、
滋肾益精

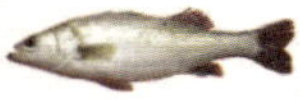

鲈鱼
健脾胃、
补肝肾

食谱推荐

海苔山药卷

——养肾健脾，助消化

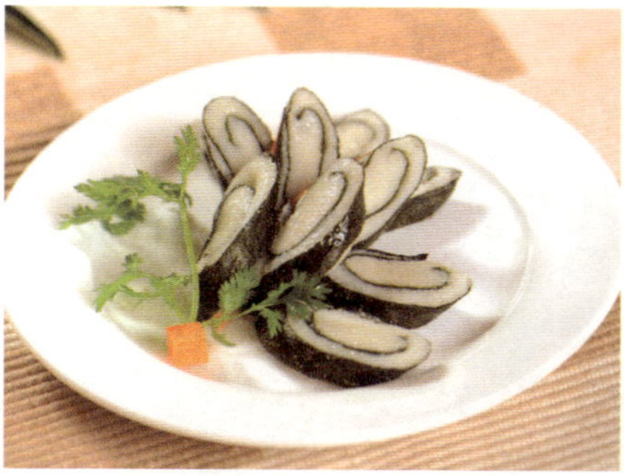

白玉鲈鱼片

——温肾暖脾

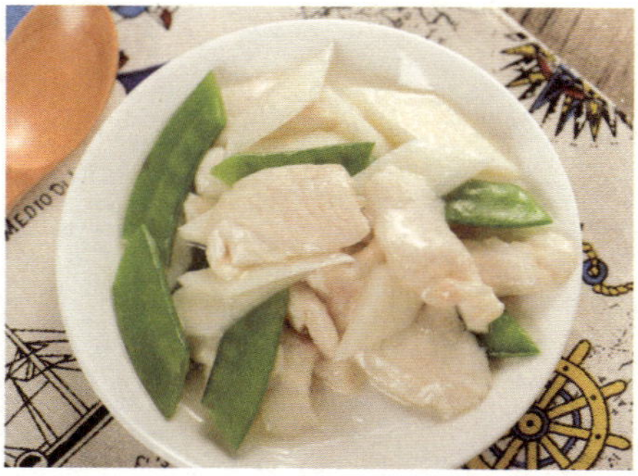

极简推拿

补肾经

用拇指指腹由宝宝小指的指根向指尖方向直推 5 分钟左右。

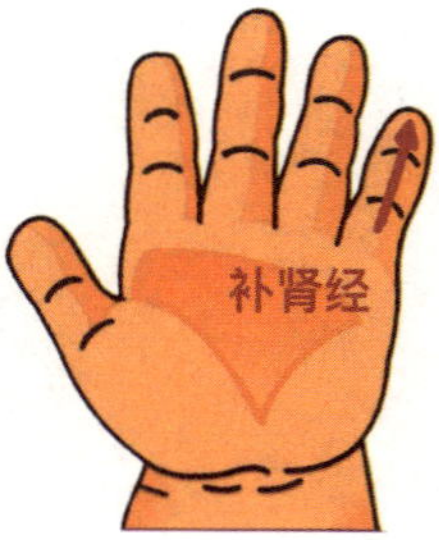

按揉中脘穴

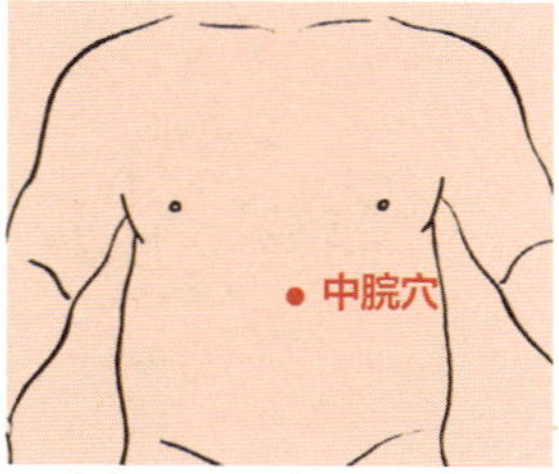

用中指指腹按揉宝宝的中脘穴（在人体前正中线上，肚脐上 4 寸），每次按揉 2 ~ 3 分钟，至局部产生发热感。冬季按揉中脘穴，能温胃养胃。